AF312143

DE L'ÀRITHMÉTIQUE

POLITIQUE

DE LA FOLIE,

OU CONSIDÉRATIONS GÉNÉRALES SUR LA FOLIE, ENVISAGÉE DANS SES RAPPORTS AVEC L'IGNORANCE, LES CRIMES ET LA POPULATION DES DIVERSES RÉGIONS DU GLOBE.

PAR M. PIERQUIN.

Ancien médecin de l'Hospice de la Charité à Montpellier, professeur particulier de pathologie *et de médecine légale*, de l'Académie royale de Médecine de Madrid, de la Société royale des Sciences, Inscriptions et Belles-Lettres de Toulouse, de la Société royale de Médecine de Marseille, de la Société royale pour l'encouragement des Sciences, des Lettres et des Arts d'Arras, de l'Académie royale des sciences, Arts et Belles-Lettres de Dijon, de la Société de Statistique des Bouches-du-Rhône, de la Société française de Statistique Universelle, de la Société des Sciences Médicales et Naturelles de Bruxelles, de la Société des Sciences, Agriculture et Arts du Bas-Rhin, séante à Strasbourg, de la Société de Médecine du département du Gard, séante à Nismes, de la Société Médico-Pratique de Paris, de la Société de Médecine pratique de Montpellier, de l'Athénée de Médecine et du Cercle Chirurgical de la même ville, de l'Athénée des Sciences, des Lettres et des Arts de Paris, de la Société de Médecine de Louvain, de Lyon, etc., etc.

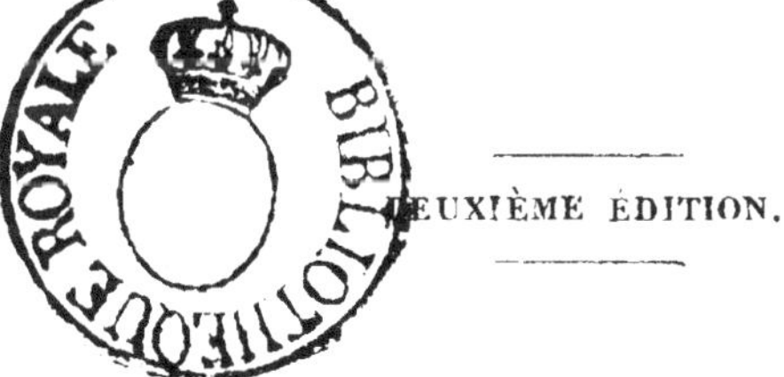

DEUXIÈME ÉDITION.

PARIS.

IMRIMERIE D'ÉVERAT, RUE DU CADRAN, N° 16.

1831.

DE

L'ARITHMÉTIQUE POLITIQUE

DE LA FOLIE,

OU

CONSIDÉRATIONS GÉNÉRALES SUR LA FOLIE,
ENVISAGÉE DANS SES RAPPORTS AVEC L'IGNORANCE,
LES CRIMES ET LA POPULATION DES DIVERSES RÉGIONS DU GLOBE (1) :

PAR PIERQUIN,

DEUXIÈME ÉDITION.

> Il faudra que ces preuves forcent l'esprit
> comme le soleil du Midi force l'œil.
>
> SERVAN.

L'examen utile et consciencieux d'une branche quelconque de la Statistique réclame impérieuse-

---

(1) Extrait des *Annales des Travaux des Sociétés de Statistique*, établies en France et à l'Étranger, publiées par M. de Moléon, ancien Élève de l'École Polytechnique, rue Godot-de-Mauroi, n° 2. Ces Annales font partie du *Recueil industriel.... et des Beaux-Arts*. Le prix de l'abonnement au *Recueil* est pour Paris 30 fr., pour les départemens 36 fr., et pour l'étranger, 42 fr. L'abonnement aux *Annales de Statistique* n'est que de 15, 18 ou 21 fr.

1

ment la connaissance approfondie de toutes les autres : les ignorer alors , c'est se fourvoyer, et marcher sans cet ensemble de documens est s'exposer à ne donner que des résultats nuls ou fautifs. Pour voir toutes les relations de son sujet, et dès lors pour l'éclairer, il faut se placer dans des régions supérieures , il faut le dominer , et c'est ainsi seulement qu'on peut se flatter d'ajouter quelque chose à la science et être utile à l'humanité. Telle n'a point été la marche des médecins qui ont voulu tracer des Statistiques locales: plus occupés de Topographie que de Statistique , ils ont confondu les documens que réclament ces deux sciences , et il en est résulté un tout fort imparfait ou plein d'erreurs. Quelques-uns même ne connaissaient pas plus la Morœgraphie que la Statistique, et n'ont pas hésité pourtant, privés de matériaux nécessaires, à construire ce qu'ils ont encore si improprement nommé *Statistique des aliénés.*

Pour tous les auteurs, ces diverses espèces d'affections mentales ont été représentées par un chiffre brut; nulle conséquence n'a pu en être déduite, et si quelquefois le contraire est arrivé, la science pas plus que l'humanité n'ont eu à s'en louer, et dès lors la science générale, celle qui résulte de toutes les autres, la Politique enfin, n'a pu en tirer aucun avantage, dans l'intérêt des peuples,

Nous ignorons si avec des élémens aussi incomplets on peut remplir une lacune de cette importance; nous l'essaierons, et nos efforts auront du moins cet avantage qu'ils porteront la question sur un terrain entièrement neuf, sur une voie d'où l'on tend à s'écarter sans cesse, et ces recherches parviendront à venger enfin la perfectibilité humaine des attaques journellement renouvelées. Avant d'aborder cette question, qui n'en est peut-être point une, puisqu'elle ne peut jamais être qu'une conséquence rigoureuse de l'observation des faits, il est quelques idées générales qu'il faut émettre, quelques erreurs qu'il faut relever, quelques principes qu'il faut poser, quelques vérités qu'il faut proclamer.

Les Morœgraphes ont beaucoup insisté sur les causes de la Folie; mais ils ont, en général, regardé comme la produisant directement divers accidens qui, je ne le nie pas, ont une action incontestable sur l'intelligence, mais qui, dans leurs rapports avec la Folie, ne sont que d'une influence bien secondaire. Dans l'étude assidue de la Folie, et j'entends par ce mot toute altération manifeste des facultés intellectuelles, il y a des causes éloignées et des causes prochaines, des causes prédisposantes et des causes déterminantes. Si dans l'étude de la pathologie physique nous trouvons à chaque pas une puissance dominatrice qui s'approprie en quelque sorte l'action et l'influence de toutes les causes, et que l'on nomme idyosincrasie, résultat inexplicable de causes cachées, mais disposition particulière très-favorable au développement de telle ou telle maladie; il en est exactement de même dans l'histoire de la Morœgraphie humaine ou comparée.

On n'a nullement fait attention à cette circonstance, et c'est là pourtant, soit pour l'homme soit pour les animaux, qu'il faut toujours chercher les causes premières, non-seulement de toutes les folies, mais encore celles de leur fréquence ou de leur rareté. Cette cause générale et permanente, si extraordinairement puissante, domine partout; l'intelligence créée en est toujours flétrie d'une manière morbide plus ou moins prononcée; et tandis qu'elle se présentait à chaque pas devant les yeux de l'observateur, on croyait devoir invoquer une dureté du crâne, un ramollissement du cerveau, une ossification des méninges, un rétrécissement des intestins, une hydropisie cérébrale, une lésion organique de l'appareil génital, etc., etc., pour expliquer son propre effet. En un mot, on s'obstinait, et on s'obstine encore, à retrouver des traces physiques à une maladie morale, des désordres matériels à une affection spirituelle, des lésions organiques, causes ou résultats d'une affection mentale, etc. On a dit : Une fibre durcie ou ramollie, n'importe dans quel point de l'économie, nous expliquera pourquoi tel esprit est juste ou faux, pourquoi tel homme est sage ou fou.

Près de deux siècles ont été employés à ces vaines recherches, dont une présomption bien légitime aurait dû faire prévoir toute l'inanité. Il est incalculable aussi le nombre de médecins qui, dans toutes les régions, ont recherché, dans l'homme mort, les traces de son esprit sain ou malade, dans un cadavre les traces de la vie morale, et qu'en est-il résulté, si ce n'est des erreurs, qu'un engouement inexplicable fait encore soutenir? Il faut donc évidemment renoncer enfin à trouver les traces de la Folie dans la mort, les vestiges de ce qui est dans ce qui n'est plus, à en puiser les causes hors du domaine des maladies qu'on nomme passions, hors de celles qui affectent directement ou indirectement, et d'une manière profonde, les organes mêmes de l'intelligence.

Ces travaux sans résultats scientifiques en ont pourtant un bien précieux pour la médecine et pour l'humanité, c'est celui d'autoriser dès à présent le Morœgraphe à se renfermer dans l'observation de la vie, à négliger celle de la mort, qui ne détruit précisément que ce qu'il veut connaître et guérir, qui ne respecte enfin quelque temps encore que ce qu'il y a de matériel dans notre être, et du sein d'un Morœcée, s'élançant dans l'univers moral, appliquer aux masses agglomérées ce qu'il voit dans les individus.

Telles sont la base et l'origine d'une Arithmétique Générale de la Folie. Ici, comme dans la pathologie physique, il faut connaître aussi les maladies qu'on n'observe pas, profiter de l'expérience d'autrui, prendre un type moral, une santé mentale physiologique pour point de départ, la créer par une abstraction propice puisqu'elle n'existe pas ; de cet être idéal, objet d'une utile comparaison, descendre une échelle bien graduée et noter avec soin la perfection ou l'imperfection morale générale, comme on le fait en Zoologie du degré de perfection de l'organisation matérielle. Alors seulement l'Arithmétique Politique générale ou partielle de la Folie sera facile à établir.

Cette histoire de l'esprit humain est peut-être difficile à faire , cependant si les peuples ont eu raison de dire que les proverbes sont la sagesse des nations, si l'abbé Arnoux a réellement eu une idée grande et philosophique lorsqu'il a classé les chefs-d'œuvre de philosophie populaire d'après leur ordre moral (1), s'il a eu tort de ne point s'attacher à l'histoire littéraire de ces sentences, composées long-temps avant d'être imprimées, il n'y a point de doute que l'histoire chronologique des proverbes fixerait d'une manière parfaite les différentes phases de la civilisation. Ainsi pour connaître le point réel de l'intelligence des Sauvages comme de celle des peuples soumis à une société commençante, on n'a qu'à suivre par ordre de date, si c'est possible, la naissance et la propagation de semblables sentences. Ce travail serait facile pour la France, par exemple, parce qu'il

---

(1) *Traité de la Prudence* , contenant un grand nombre d'instructions.de sentences et de proverbes choisis (Besançon), in-12. 1733.

n'y a point de siècle où quelques-unes de ces idées n'aient jailli : ensuite en remontant le cours des âges on pourrait, siècle par siècle, noter le produit des réflexions philosophiques de l'expérience générale. Voilà donc une branche de littérature antérieure à toutes les autres, et qui donne en quelque sorte le véritable degré d'intelligence générale d'un peuple.

Il est difficile sans doute de prévoir toutes les vérités que pourront prouver de semblables investigations, dénuées du reste de toute prévention, mais ce que l'on peut assurer déjà, c'est qu'il en résultera certainement que trois grandes plaies de l'intelligence marchent constamment ensemble et du même pas; c'est que ces trois grandes plaies déplorables, l'Ignorance, la Folie et le Crime, disparaîtront un jour de la terre, à mesure que l'homme s'approchera de la perfection morale qui lui est assignée.

Cette vérité première que nous avons depuis long-temps constaté est aussi noble que consolante, et ces trois maladies affreuses qui souillent évidemment la volonté suprême, dont l'affinité, la connexion, la corrélation ne forment plus un doute pour nous, ressortent de vues portées sur l'Arithmétique Générale des États. C'est en effet le résultat manifeste d'une comparaison minutieuse entre les relevés des Criminels et des Fous, faits dans chaque nation, et sa conséquence immédiate, sous le rapport de la politique, est l'indispensable nécessité de prévenir la Folie, ainsi que l'impérieuse humanité d'adoucir enfin la rigueur des lois.

Il est possible qu'une vérité aussi brièvement énoncée ne convainque pas ceux qui ne sont point dans l'habitude de calculer des quantités morales, souvent imperceptibles, et de transporter, des individus aux masses, les résultats obtenus ; c'est pour eux que nous croyons devoir l'appuyer sur les propositions suivantes.

C'est surtout en médecine qu'une erreur est on ne peut plus dangereuse, et lorsqu'elle compromet l'avenir de la Science ou le bien-être de l'Humanité, on ne saurait trop résister au plaisir d'innover. Cependant cette conséquence est inévitable toutes les fois qu'au lieu d'étudier la nature entière, on n'appuiera ses idées que sur les faits dont on peut être témoin, c'est-à-dire sur presque rien. Un rayon de toutes les connaissances humaines, de toute l'expérience des siècles, doit converger vers une seule idée pour en appuyer la vérité. Que de peines perdues, que de travaux dangereux, que de vies d'hommes employées à soutenir une erreur ! Souvent même, les idées les plus contraires à la masse des faits connus obtiennent croyance, font des prosélytes, ont des défenseurs, et la vérité recule jusqu'au moment où l'on cesse de la méconnaître.

C'est ainsi que nous avons vu de nos jours un homme du premier mérite, laissant échapper une erreur a sa plume, trouver non-seulement des échos dans toutes les nations, mais encore des défenseurs, dont la réputation et les lumières ne donnèrent que plus de poids à cette erreur, si bien que la a fini par être dominée par elle.

C'est ainsi queM. Esquirol a soutenu depuis plus de vingt ans que *la Folie était une maladie de la civilisation, et que le nombre des aliénés est en rapport avec ses progrès.*

J'avoue que je ne trouve aucune raison pour appuyer une semblable proposition ; elle est contraire d'ailleurs à tout ce que l'on pense sur la perfectibilité humaine, et l'histoire des progrès de l'intelligence créée la combat à chaque pas. Peut-on bien dire en effet, qu'à l'inverse de tout ce qui respire, l'homme se détruit en se perfectionnant ? que la société est d'autant plus troublée et chancelante qu'elle est mieux constituée ? que plus l'homme sera parfait, plus il sera malade, ou que plus l'intelligence sera développée, plus elle sera pervertie ? N'est-ce pas dire que la perfectibilité intellectuelle n'est que la Folie ? étrange perspective et qui n'est pas du tout celle promise par les philosophes les plus célèbres. Rien dans la nature ne prête une raisonnable analogie à une pareille erreur, car c'est évidemment dire que tout ce qui se perfectionne ne se perfectionne pas, que la plus parfaite harmonie est un véritable désordre, que le plus mortel ennemi de la perfection est la perfection elle-même, et l'on conviendra que ces jeux de mots ne supportent même point une critique sérieuse.

J'ai le premier et le seul, si je ne me trompe, combattu cette doctrine erronée dans les premiers mois de 1829, et M. le docteur Esquirol, que tant de travaux utiles recommandent à la reconnaissance publique, paraît l'avoir totalement abandonnée en décembre 1830 ; il a lui-même offert pour la combattre des raisons et des faits que nous allons citer textuellement, quoiqu'il les oublie fréquemment, tant il est dominé par l'idée qu'il a émise il y a si long-temps.

« Ainsi, dit-il, se trouve démentie une proposition que j'ai avancée il y a bien des années, proposition accueillie, confirmée par tous les observateurs, justifiée par les lois de l'organisme, savoir que l'aliénation mentale est une maladie de la civilisation, et que le nombre des aliénés est en rapport direct de ses progrès. En effet, Rush, professeur à Philadelphie, assure que la folie est rare parmi les Sauvages ; M. de Humboldt a observé que parmi les indigènes du Sud de l'Amérique, on ne connaît point cette maladie. Le docteur Cox prétend qu'on ne la rencontre pas non plus dans l'Afrique : un capitaine négrier, qui avait fait plusieurs traites, n'avait jamais ouï parler de fous sur les côtes de Guinée, tandis qu'il n'était pas rare que pendant la traversée quelques nègres fussent pris de manie avec fureur ou avec impulsion au suicide. Il y a moins de fous en Turquie, au rapport des voyageurs ; *il y en a moins en Espagne que dans les pays où la civilisation est plus avancée. Chacun peut s'assurer*

que pour la même cause il y a moins de fous dans
les campagnes que dans les villes. Ainsi les faits
généraux seraient en opposition avec les faits particuliers. »

Voilà sans doute un désaveu formel arraché par
la force de la vérité, mais il n'est que très-passager,
et ce Morœgraphe illustre l'oublie jusqu'à vingt fois
dans le même mémoire ; mais tel qu'il est, quelques
idées qui l'accompagnent ne peuvent point être
émises sans réponses. Ainsi nous demanderons de
bien bonne foi quelles sont les lois de l'organisme
qui démontrent, qui confirment, que la Folie est
une maladie causée par la civilisation ? Nous en
voyons beaucoup qui prouvent le contraire et pas
une qui les démente. Nous ne pouvons nous empêcher de faire remarquer encore en passant que l'autorité des plus grands noms ne peut plus rien dé-
cider, et ne saurait même plus entrer comme argu-
ment ou comme probabilité, dans une discussion
scientifique quelconque, puisqu'il est prouvé que
cette opinion soutenue par MM. Esquirol, B. Rush,
de Humboldt, Cox, etc., n'est qu'une erreur émise et
retracée par le premier de ces hommes célèbres, et à
laquelle tous les hommes de talent ont cru devoir
sacrifier sans réflexion. On l'a cependant appuyée
sur des faits, et il faut dès lors convenir ou que ces
faits étaient faux, ou qu'ils étaient mal interprétés,
puisqu'ils appuyaient si fortement une erreur con-
statée : il importe donc de les examiner.

Nous ferons d'abord observer qu'en effet B.

Rush (1) affirme que la Folie est rare chez les Sauvages ; cependant on conviendra que dans une nation où il n'y a point de sages ni de lettrés, il est difficile de trouver un terme valable de comparaison, et que celui offert par un Américain ou un Français n'est point acceptable pour découvrir l'idiotisme ou la folie chez les Sauvages, tandis qu'on admettra sans doute comme très-probable qu'il est tout-à-fait impossible de trouver des causes fortes et puissantes de Folie dans une société d'imbécilles et peut-être même d'idiots.

M. de Humboldt va plus loin encore : il dit que ces populations ne connaissent point cette maladie ; mais il est évident qu'il arrive ici ce qu'on voit dans le Valais pour le Goïtre et le Crétinisme, c'est-à-dire que cette maladie est si commune, au contraire, qu'elle ne saurait nullement frapper l'attention de ceux qui en seraient préservés, car il est certain que c'est surtout aux peuplades sauvages que s'appliquent les mots sacrés : *numerus stultorum infinitissimus est*, le nombre des fous ou des imbécilles y est incalculable.

Cox partage aussi l'opinion de MM. Esquirol, B. Rush, Humboldt, etc., et c'est évidemment encore une erreur de convention, car en ne citant que l'expérience de M. le baron Roger(2), sans m'appuyer même sur ce qu'il m'a fait l'honneur de me dire, le

---

(1) *Risearch on Insanity.*
(2) *Fables sénégalaises.*

fait reste évident, et les présomptions les plus légitimes ne permettent pas de supposer que l'intelligence inculte, brute même des Sauvages, ait le privilége inexplicable de conserver intactes des facultés mentales, originairement et hériditairement faibles, rétrécies ou malades.

Je n'ai rien négligé pour que l'Arithmétique de la Folie pût me donner un résultat certain quel qu'il fût ; cependant, parmi les matériaux nombreux qui me sont parvenus, je ne crois pas devoir laisser ignorer que le plus grand nombre est opposé à la conséquence rigoureuse où les chiffres m'ont conduit, c'est-à-dire que la plupart de nos correspondans n'ont pu soustraire leur haute intelligence à l'empire d'un préjugé partout répandu, en sorte que souvent leur conclusion se trouve entièrement opposée à la conséquence rigoureuse de ce qu'ils ont vu. Dans tous les cas nous avons omis les opinions pour ne conserver que les faits, nous réservant d'émettre aussi une opinion lorsqu'ils seraient assez nombreux, assez décisifs, en faisant abstraction de toute idée première.

Parmi les documens les plus intéressans, sous le rapport de leur garantie et de leur nouveauté, nous nous plairons à citer la lettre suivante, due à la plume originale et philosophique d'un de nos Collègues de la Société de Statistique Universelle. Nous prions le lecteur de ne point oublier que c'est une personne étrangère à l'art de guérir qui nous transmet des résultats qu'il n'a point cherchés, et nous nous permettrons de souligner les faits qui cadreront avec tous ceux que nous avons recueillis, et qui forment notre doctrine.

Voici les propres expressions de M. le baron Roger, ancien Gouverneur du Sénégal.

« La Folie, portée jusqu'à l'exaspération ou à la fureur, est extrêmement rare dans cette partie de l'Afrique. J'en ai entendu *citer* très-peu d'exemples, et n'en ai vu par moi-même qu'un seul cas. C'était celui d'un captif dans le pays de Walo. Il n'entrait dans ses accès que quand on l'attachait pour l'empêcher de fuir. Si la fureur se manifeste rarement parmi les Africains atteints de Folie, je me l'explique par deux motifs : l'un c'est que, sous le rapport physique, ils ne sont contraints ni pour leurs vêtemens, ni pour leur alimentation , ni dans aucun de leurs modes d'actions et de vie extérieure; l'autre c'est qu'au moral, loin d'être exposés aux railleurs, aux mépris, aux mauvais traitemens, ainsi qu'il n'arrive que trop souvent dans notre ordre social , que nous considérons comparativement comme très-perfectionné, leur fâcheuse situation excite au contraire un sentiment général de compassion, de bienveillance et presque de respect. Les mœurs du pays, en effet, d'accord avec l'Islamisme, qui s'y trouve très-répandu, font considérer la démence comme un signe particulier, imprimé par Dieu lui-même sur les malheureux qui sont affligés de cette infirmité.

» On rencontre *assez fréquemment* des Nègres à l'état de *démence tranquille;* mais il serait difficile d'en évaluer le nombre relativement à la population. Ce nombre doit paraître plus grand qu'il n'est réellement : 1º parce que l'on retrouve souvent les mêmes fous, qui vivent en quelque sorte errans, assurés qu'ils sont de trouver de village en village un bon accueil, un logis et tout ce qui peut être nécessaire, puisque chaque habitant regarde comme un devoir, et presque comme un bonheur, de pourvoir à leurs besoins; 2º parce que de cette disposition des esprits il résulte que quelques paresseux feignent d'être atteints de Folie, afin de vivre dans l'abondance et sans travailler. Pour les aliénés et pour les aveugles, la mendicité n'a rien d'humiliant : c'est à leur égard une profession consacrée par la religion.

» *Le caractère le plus commun* des affections mentales *est l'imbécillité.* Il m'a paru que les nègres Albinos sont en général plus ou moins affectés d'imbécillité.

» J'ai cru remarquer aussi que toutes proportions gardées *il existe plus d'aliénations mentales parmi les tribus maures, qui vivent en nomades, que parmi les nègres de diverses origines, qui sont établis comme agriculteurs, dans des villages fixés,* quoique ceux-ci doivent certainement aux premiers leur industrie et une grande partie de leur civilisation.

» Je ne dis rien des monomanes, vous savez très-bien que dans tous les pays ils sont en plus grand nombre qu'on ne pense, et que souvent pour eux la manie touche par tant de points à la saine raison qu'il est difficile de tirer entre elles une ligne bien exacte de séparation. *Les pratiques religieuses, ou plutôt superstitieuses, me paraissent être les types les plus ordinaires de la monomanie chez les nègres de la Sénégambie.* » Tout cela est rigoureusement inévitable : beaucoup d'imbécilles, et dès.lors beaucoup de monomanies ascétiques ; des Folies plus nombreuses chez les peuples sauvages ou nomades, et dès lors beaucoup moins dans les associations nombreuses et fixes.

Nul doute que si l'on n'a pas constaté, ou plutôt si les voyageurs ont rarement parlé de la Folie dans les peuplades sauvages, c'est qu'il n'y ont point fait attention, et si cette vérité a été quelque temps contestée, c'est qu'elle a manqué d'observateur judicieux ; mais cette circonstance ne doit pas plus nous étonner que celle de voir des hommes d'un grand mérite déclarer en face des lumières du 19e siècle que les enfans (1) et les sourds-muets (2) jouissent du même privilége. Tels sont MM. Esquirol, Itard, etc. Mais l'assertion que nous combattons est bien plus extraordinaire lorsqu'elle est émise et soutenue pendant vingt ans, précisément par celui qui prouva que tous les Sauvages découverts dans les forêts de l'Europe n'étaient que des Idiots ou des Imbécilles. Mais abandonnons ces raisons, et reconnaissons formellement que de ce que la tradition orale ou écrite n'a nullement fait mention de la Folie chez les Sauvages, on ne peut raisonnablement pas en conclure qu'elle n'existe pas.

---

(1) Pierquin , *De la Folie antérieurement à la puberté.*
(2) Pierquin , *De la Folie chez les sourds-muets.*

De ce que l'antiquité n'avait point d'hôpitaux, peut-on déduire qu'elle n'avait ni malades ni fous? De ce que vers le milieu du 17ᵉ siècle seulement on s'occupa en France des aliénés et de leur bien-être ; de ce que le premier acte semblable en Norwége est un rescrit du 14 juillet 1736 ; de ce qu'en Angleterre les premières tentatives pour constater le nombre des Aliénés datent de 1806 et 1807, etc., pourrait-on raisonnablement dire qu'avant ces époques ces différentes nations ne connaissaient point la Folie ? Bien au contraire, c'est que le progrès des lumières servant à la rendre plus rare, chaque malade a dû frapper davantage l'attention de ses concitoyens, leur inspirer plus de pitié et leur faire concevoir enfin l'espoir de les soigner, de les traiter avec fruit. La médecine-légale n'existait-elle pas avant qu'on la professât ? Il en est de même de la Morœgraphie et des observations importantes qui la constituent.

Ainsi il est hors de doute pour tout être raisonnable que, chez les hordes barbares, celles qui vivent en l'état de primitive nature, l'Idiotisme et ses variétés, la Folie et ses nombreuses nuances, sont extrêmement communes ; qu'ils forment le caractère général des peuplades sauvages, et qu'il n'y a point une différence tranchante entre leur état mental et celui des compatriotes les plus instruits ; mais qu'aussitôt que les lumières se répandront, qu'elles deviendront vives, fortes et générales, ces cas seront beaucoup plus remarquables, et de cette époque seulement datera l'observation. Long-temps après naîtra le désir de les guérir ; et dans un temps encore plus reculé ^ besoin de les séquestrer pour les soigner : telle est l'histoire de la Folie chez tous les peuples.

Un fait incontestable , et que les lois de l'organisme expliquent autant que les observations particulières, c'est que plus l'intelligence est développée, moins la Folie est fréquente, tandis que plus elle est rétrécie plus il y a de fous. D'après la constance de ce résultat on pourrait en quelque sorte déterminer *à priori* le nombre des Fous par celui des Idiots, et celui des Crimes par le nombre de Fous et d'Idiots réunis. Ainsi, en établissant une proposition entièrement opposée à celle de M. Esquirol, nous aurons la vérité absolue. Nous dirons donc que la Folie et le Crime sont des maladies congénères dues au degré de l'ignorance générale , et que dès lors la nullité de l'état mental des Sauvages explique parfaitement l'explosion subite de la Folie, sous l'empire de causes qui exciteraient à peine des passions légères et fugitives chez des hommes civilisés.

Nous avons dit ailleurs que toutes les fois que les bornes de l'intelligence étaient brusquement ou violemment dépassées, par un phénomène physique ou moral quelconque, il y avait imminence de Folie, si toutefois elle n'éclatait même pas à l'instant. Or nulle part l'intelligence n'est plus bornée que chez les Sauvages; nulle part la moindre cause n'est suivie du plus prompt effet ; aucun être n'est donc plus sujet à la Folie. Cette assertion est si vraie qu'elle est appuyée par des faits recueillis dans l'article même où l'on expose une théorie opposée. Ainsi, d'un côté l'on prétend que la Folie est inconnue sur les côtes de Guinée, tandis que de l'autre on affirme que des Nègres sont fréquemment pris de manie avec fureur ou avec impulsion au suicide dans la traversée.

Qu'on explique donc, si l'on peut, pourquoi, sous l'empire d'une faible cause, la Folie éclate en mer, tandis que sous des causes aussi légères elle ne pourrait pas naître à terre chez les mêmes individus ? A coup sûr, l'homme n'est pas changé, son intelligence ne s'est pas spontanément développée ou agrandie ; enfin il n'est pas civilisé par cette raison seule qu'il a fait 100 ou 200 lieues en mer. Il y a donc évidemment ici intelligence, mais faible, et dès lors grande aptitude, imminence continuelle par conséquent, à la folie de même qu'aux crimes, et cela autant en vertu de l'ignorance générale que par l'état voisin d'idiotisme de la nation entière. Pour savoir maintenant si la Folie et le Crime se développeraient aussi facilement chez un homme civilisé, il n'y aurait qu'à mettre un Sauvage et celui-ci dans la même position, il n'y aurait qu'à soumettre aux mêmes souffrances un Européen, et cette expérience homicide a déjà été répétée des milliers de fois

Quelles que soient les horreurs dont les esclaves soient victimes, à bord des bâtimens négriers, il est de fait qu'elles n'égaleront jamais celles qu'on fit subir aux criminels à diverses époques de la civilisation ; néanmoins je défie qu'on cite un seul cas où

un homme civilisé, placé au sein des supplices, des
tortures , des questions ordinaires et extraordi-
naires les plus atroces, soit devenu fou pendant ou
après ces épouvantables douleurs. L'intelligence
plus développée, plus exercée et dès lors plus forte,
a résisté même facilement à la terreur morale, à l'in-
dignation organique, à la révolte convulsive de la
moindre fibre animale, à l'ébranlement général, si
naturel, qui devaient accompagner tant de passions
physiques et morales si fortes et si différentes.

Il y a moins de fous, dit-on, en Turquie. D'abord
je dirai que les voyageurs que l'on pourrait citer à
l'appui de cette assertion ont rarement exploré
dans le but de donner un chiffre précis à ce sujet
important. Tout y est vague, et l'on pourrait même
dire entièrement dénué de cette attention, de cette
compétence, de ces recherches pénibles qui permettent de s'appuyer sur de semblables allégations.
En admettant même, je ne dirai pas ce résultat, mais cette opinion, est-ce que l'on voudrait
faire regarder la population musulmane , mêlée à
tant d'autres, comme frappée aussi d'idiotisme con-
génial ?

Ici il y aurait ce que nous reprochions plus haut
aux Morœgraphes, absence complète d'érudition
et de connaissances statistiques. Comment un peuple dont le commerce est immense, depuis plusieurs
siècles , dont les relations sont aussi nombreuses
que variées avec les autres nations, pourrait-il être
regardé comme barbare ? A côté de ces conditions
sociales si favorables au développement de l'intel-

ligence, car on n'ignore pas que les formes poli-
tiques ne peuvent pas plus arrêter ou détruire les
facultés intellectuelles, que des machines ne pré-
viendraient le développement physique de l'homme,
en mettrons-nous encore une autre dont nul peuple
n'offre un second exemple ? Chaque membre de
cette immense population est obligé de copier au
moins une fois dans sa vie son Code religieux et
politique. Sans doute la Folie est rare en Turquie,
mais c'est par des raisons entièrement opposées à
celles que l'on suppose, si gratuitement, pour appuyer une opinion erronée. D'abord il y a incontestablement civilisation, et civilisation très-avan-
cée : l'état des Arts, des Lettres et des Sciences le
prouve ; ensuite le préjugé religieux, si favorable
aux Aliénés, sert admirablement à en diminuer
et même à en cacher le chiffre. Il y a même une
autre condition qui s'oppose également à l'existence
d'un plus grand nombre de Fous ; c'est l'usage habituel de l'opium, et les diverses croyances religieuses n'ont pas non plus une moindre influence
sur ce résultat.

On dit encore qu'il y en a moins en Espagne que
dans les pays où la civilisation est plus avancée. La
Folie est ici, comme partout, en rapport avec le
degré d'ignorance générale, et la limite que les passions ne peuvent enfreindre sans porter une mor-
telle atteinte aux facultés intellectuelles n'est ap-
plicable qu'aux classes inférieures de la société. Les
Classes supérieures sont très-instruites, et rarement
la Folie sévit dans le Clergé et dans la Noblesse :

n'observe-t-on pas le même résultat chez toutes les nations civilisées ? Un fait certain, c'est qu'une passion violente, prompte ou prolongée, excitée dans une intelligence faible, la bouleverse presque instantanément ; mais la civilisation, qui marche graduellement, qui développe et qui fortifie l'intelligence, ne saurait jamais avoir le même résultat, précisément parce qu'elle en étend progressivement les bornes.

Pour la même cause, dit encore M. Esquirol, il y a moins de fous dans les Campagnes que dans les Villes. C'est encore une erreur. Les spéculations des Campagnards ne demandent point une attention forte et long-temps soutenue; elles ne sont presque jamais au-dessus de leurs capacités ; leur vie est paisible, exempte de ces tribulations qui frappent si fortement l'intelligence des Citadins ; et si par hasard des malheurs inouis ou des passions trop véhémentes produisaient jamais ce résultat, c'est-à-dire venaient troubler momentanément l'esprit, cet ébranlement inusité, hors de toute proportion avec les capacités, produirait certainement la Folie; mais ces revers, ces émotions sont aussi rares chez les Campagnards que chez les peuples Agricoles; aussi la Folie est-elle peut-être moins commune chez eux que chez les marins ou dans les nations maritimes, qui sont journellement en proie aux ébranlemens, aux commotions les plus violentes, et tout-à-fait hors de proportion avec l'étendue de leurs capacités; aussi la Folie serait-elle presque générale chez ces derniers, si les progrès de la civilisation n'avaient pas prémuni leur intelligence, en la développant, contre les effets de semblables atteintes ; et j'appuierai cette vérité sur l'assertion même de l'écrivain philosophe que je combats.

Le nombre des aliénés, selon lui, n'est pas également réparti dans toutes les provinces de la Norwége. La proportion avec le nombre des aliénés et la population varie dans ce pays entre 1:458 et 1:1093 ; différence énorme ! La proportion est plus forte dans la province de Christiansand, province plus populeuse, plus éclairée, *plus commerçante*, tandis que le nombre des aliénés est plus faible dans les provinces du nord, où la civilisation est moins avancée, le *commerce moins actif*, et le peuple plus malheureux.

Le sol influe sans doute sur l'intelligence et ses maladies, mais beaucoup moins certainement sous le rapport géologique que sous le point de vue géographique : ainsi la fréquence de la Folie et par conséquent des Crimes varie selon que les contrées se livrent à la culture, aux manufactures ou à la marine.

D'après M. Esquirol, le nombre des aliénés des pays manufacturiers est moins considérable en Norwége : ils sont dans la proportion de 1 : 12, mais il y a beaucoup plus de fous proprement dit que d'idiots, tandis que dans les pays agricoles, où l'intelligence est beaucoup moins exercée, beaucoup moins occupée, la proportion des insensés est à la totalité des populations comme 1 : 820, et l'on y compte plus d'idiots. Dans les contrées maritimes où l'intelligence est plus occupée, où elle est constamment en action, la proportion des insensés est de 1 : 1000.

En appliquant ces règles à l'Angleterre, par exemple, nous obtiendrons le même résultat, si elles sont justes, ainsi :

Dans les contrées du centre, les fous
sont à la population comme . . · .   1 : 1165
    Dans la Province de Galles, où les
idiots sont très-nombreux, surtout
parmi les femmes, la proportion est de   1 : 850
    Dans le Cumberland, le Midlesex, le
Westmorland, le Worcester, elle est de   1 : 500

Si nous appliquons encore la même règle à l'appréciation de la fréquence de la Folie chez les femmes, dont l'instruction varie selon leur place dans l'échelle sociale, c'est-à-dire que, comparées aux hommes, elles ont plus de capacités dans les classes inférieures et beaucoup moins dans les classes supérieures, nous déciderons presque instantanément une question si long-temps débattue, et pas encore résolue. Voici un principe incontestable, c'est que les femmes dans certaines contrées, dans quelques positions sociales différentes, sont en général moins instruites que les hommes, et avec beaucoup plus de véhémence, d'impétuosité dans l'esprit, et par conséquent avec des passions plus vives, plus fortes, plus longues, et dès lors hors de toute proportion avec la faible étendue de leur domaine intellectuel, doivent donc être plus sujettes à la Folie, aussi

M. Esquirol, d'après des recherches nombreuses, faites en plusieurs pays, a-t-il obtenu le résultat suivant :

SEXES.	NOMBRE D'ALIÉNÉS.	ACCUSÉS CRIMINELS.			TOTAL.
		1827.	1828.	1829..	
Hommes...	37,825	5,657	5,970	5,931	17,558
Femmes....	38,701	1,272	1,426	1,442	4,140

Et je suis presque assuré que, par des circonstances indépendantes de l'exactitude ordinaire du célèbre Morœgraphe, ce chiffre supérieur ne représente point encore toute la vérité, quoiqu'il surpasse la proportion de la différence des sexes dans la population.

Maintenant, si nous rapprochons le nombre de fous des états qu'ils professaient, on verra que ce nombre s'élève d'autant plus que la profession exerce moins l'intelligence ou l'attention, et que dès lors les professions mécaniques sont bien plus sujettes à la Folie que celles qui demandent l'emploi constant et fort de toutes les facultés intellectuelles. Ainsi, dans l'Hospice de la Vieillesse, le relevé des états a produit le résultat suivant :

Agens d'affaires..	3	Briquetiers........	12	Brocheuses........	4
Anciens avocats. .	1	Blanchisseurs.....	61	Bordeuses.	13
Amidonniers.....	4	Bonnetiers........	13	Brodeuses.	17
Artistes dramati-		Boulangers........	11	Bandagistes......	3
ques..........	6	Bourreliers.......	4	Carriers.........	9
Apprêteurs de bas		Bouchers........	7	Chapeliers.......	10
de soie........	1	Brossiers.	3	Charpentiers.....	6
Aubergistes......	3	Bûcherons.......	2	Charrons........	4
Batteurs de ressorts.	1	Balayeurs........	1	Chaudronniers....	7
Bergers..........	5	Brunisseuses.	8	Ceinturonniers....	1

Commis marchands	6	Fleuristes	15	Mariniers	4
Cordier	1	Fumistes	1	Marbriers	2
Cordonniers	81	Fripières	1	Menuisiers	32
Cochers	11	Faïenciers	1	Militaires (Ex-)	34
CULTIVATEURS	70	*Filles publiques*	4	Musiciens	10
Couvreurs	7	Gantiers	16	Mécaniciens	2
Cuisiniers	50	Gaziers	9	Mendians	2
Commissionnaires	15	Gainiers	4	Maîtres d'armes	3
Cylindreurs	3	Grenetiers	2	Modistes	6
Cartonniers	6	*Garçons de* limonadiers	5	Meuniers	2
Chandeliers	1	bureaux	3	Merciers	1
Charcutiers	3	d'écurie	1	*Négocians*	3
Ciseleurs	2	*marchands de vin*	3	*Notaires*	4
Compositeurs	5	*Graveurs sur* métaux	5	Nourrisseurs	4
Cloutiers	3	bois	1	*Ouvriers* en filatures	68
Courtiers de commerce	2	cristaux	1	en peignes	1
Carreleurs	1	Garnisseurs en porcelaine	1	sur les ports	8
Courriers	2	*Gardes-malades*	7	en cheveux	2
Cantinières	1	*Herboristes*	4	au tabac	1
Chiffonniers	7	*Hommes de lettres*	1	en perles	1
COUTURIÈRES	313	*Huissiers*	1	Miroitiers	2
Couverturiers	1	Jardiniers	50	au blanc de céruse	2
Dessinateurs	6	*Imprimeurs en* caractères	21	Orfévres	3
DOMESTIQUES	196	taille-douce	1	Perruquiers	20
Doreurs sur bois	3	indiennes	1	*Peintres* en bâtimens	19
sur métaux	3	Horlogers	10	sur porcelaine	3
sur porcelaine	1	*Instituteurs*	17	*d'ornemens*	2
Dentistes	1	JOURNALIERS	224	*en miniature*	2
Dentellières	24	*Jongleurs*	4	*Pharmaciens*	2
Ébénistes	13	Lapidaires	2	Porteurs d'eau	5
Ecrivains	6	*Libraires*	13	Porteurs à la halle	2
Ecclésiastiques et religieuses	10	Luthiers	3	PORTIERS	28
Employés	39	Lunetiers	1	Papetiers	3
Etudians	4	Laitières	1	Passementiers	13
Epiciers	18	Loueurs de cabriolets	1	Pâtissiers	7
Emailleurs	4	Lingères	14	*Propriétaires*	2
Emballeurs	1	Limonadiers	1	*Parfumeurs*	1
Équitation (Maître d')	1	Layetiers	2	Peaussiers	3
Evantaillistes	4	*Marchands* ambulans	66	Plombiers	1
Enlumineuses	4	colporteurs	14	Paveurs	2
Ferblantiers	1	de foin	1	Raffineurs	5
Fossoyeurs	1	de vin	4	Ramoneurs	1
Fondeurs	6	de bestiaux	2	Remouleurs	2
Fruitiers	26	de jouets	4	*Relieurs*	2
Fabricans ds cire à cacheter	2	de tabac	10	Rentiers	19
parapluies	3	Matelassiers	22	Repasseuses	4
bretelles	2	Maçons	20	Ravaudeuses	22
boutons	2			SANS PROFESSIONS	172
				Scieurs de long	2
				Sculpteurs	3
				Selliers	4
				Serruriers	16

Savetiers	2	Teinturiers	4	Tricoteuses	6
Sonneurs de cloches	1	Terrassiers	8	Traiteurs	5
		Tisserands	16	Tripiers	2
Sages-femmes	2	Tonneliers	4	Vitriers	5
Tondeurs de chiens	1	Tourneurs en bois.	9	Voituriers	10
Tailleurs d'habits	50	—— sur porcel.	1	Vanniers	2
Tailleurs de pierre	6	*Tapissiers*	13		
Tailleurs sur cristaux	1	Treillageurs	1		
		Tondeurs de draps.	1	**Total**	2507
Tanneurs	3	Tablettiers	2		

Ainsi en cherchant (1) franchement combien de Fous ou de Criminels appartiennent à des professions qui exigent véritablement l'emploi de quelques capacités morales, plus ou moins habituelles, directement ou indirectement, ou dont les relations sociales sont extrêmement nombreuses, on trouve encore un résultat entièrement avantageux à notre opinion, tandis que ceux qui en fournissent considérablement sont précisément celles dont l'exercice ne demande qu'une intelligence très-médiocre, très-peu exercée et presque sans aucune relation sociale.

Nous trouvons, par exemple, que sur 2507 aliénés, pris au hasard, on n'en compte que 120 dont l'intelligence ait été faiblement occupée, tandis que le reste, c'est-à-dire 2383, est fourni par les classes de la société dans lesquelles l'intelligence est la moins occupée, la plus rétrécie, la plus inutile, ou dont les relations avec les classes intelligentes sont nulles ou très-rares et sans aucun profit moral; et cependant en jetant les yeux sur ce Ta-

---

(1) *Compte général de l'administration de la justice criminelle*, etc., *in-4°*, 1830. Tabl. XVIII.

bleau, on verra que nous avons très-largement
étendu les droits à l'intelligence de certaines professions.

Si l'on cherche quelle a été l'influence de l'instruction sur la production des Crimes, on aura
le même résultat. Ainsi le relevé de 1827 à 1829
donne les chiffres suivans, pour les accusés Criminels.

DEGRÉ D'INSTRUCTION.	1827.	1828.	1829.	TOTAL.
Ni lire ni écrire.	»	4,166	4,527	8,693
Lire et écrire imparfaitement.	»	1,858	1,947	3,805
Bien lire et bien écrire. . .	»	780	729	1,509
Instruction supérieure au pré- cédent degré.	»	118	170	288

De quelque manière qu'on opère, quels que soient
les résultats généraux sur lesquels on calculera, l'on
obtiendra toujours la même conséquence, non-seulement pour la Folie, mais encore pour les Crimes.
Sous ce dernier rapport nous témoignerons ici notre
regret de ne pas avoir un tableau consacré aux professions des accusés dans le *Compte général de l'administration de la justice criminelle*, publié chaque
année par le Garde des Sceaux, et dans lequel on
distinguerait aussi les sexes ; mais citons encore
un fait à l'appui de nos assertions.

De quelque côté que l'on porte l'esprit de recherche, l'Arithmétique – Politique obtient les
mêmes résultats : partout les Criminels sont dans
une proportion égale à celle des Fous : ainsi veut-on

voir la différence des Crimes des populations affectées de la monomanie du jeu et de celles qui l'i-
gnorent? Qu'on jette les yeux sur le Tableau suivant :

DÉSIGNATION des CRIMES.	DÉPARTEMENS	
	JOUEURS ou fous. 21	NON JOUEURS ou sages. 65
Empoisonnemens.	9	11
Blessures à des ascendans	20	24
Vols domestiques	351	355
Enfans abandonnés.	34,376	35,016

D'après ce tableau, si le nombre des Départemens fous était égal à celui des Départemens sages,
le total des enfans abandonnés s'élèverait à plus de
cent mille chaque année, et la population de la
France aurait augmenté, par cette seule voie, de
plus d'un million dans vingt années. Qu'on préjuge
maintenant quel serait le sort de ces êtres, si toute
la France était également folle : qu'on y ajoute ensuite une évaluation analogue des autres crimes
produits par la monomanie du jeu, qu'on les triple
tous, et l'on verra ce que deviendrait une société
où cette affreuse monomanie serait générale, c'est-
à-dire dans laquelle il y aurait assez d'ignorance, et
par conséquent de Folie, pour ne point résister à des
tentations, à des impulsions sans cesse renaissantes
et toujours irraisonnables, entraînant après elles
tant de malheurs différens, directement ou indirec-

tement. Voilà pourtant où pourrait conduire l'établissement des loteries, si les peuples n'étaient pas plus sages que les gouvernemens ne sont imprudens. Les exactions des Pachas sont mille fois préférables à cet impôt immoral, car elles ne dégradent point, elles n'avilissent point une nation. Les gouvernans diront sans doute que dans cette Folie n'est point la cause unique de tous ces crimes? Examinons donc si l'histoire de la loterie dément nos assertions.

Avant l'établissement de la loterie, de 1731 à 1789, le minimum des enfans abandonnés était de 2,413 et le maximum de 3,289. En 1750 il s'éleva jusqu'à 3,789 ; la loterie fut établie en 1758, et deux ans après ce nombre fut de 5,031, et en 1770 de 6,918.

De 1741 à 1790 le terme moyen fut, année moyenne, de 5,209 à 5,210 ; en 1791, il fut de 5,140, et en 1792, de 4,934. La loterie fut supprimée le 16 novembre 1793, la même année ce chiffre énorme tomba à 3,119, c'est-à-dire plus bas qu'avant l'établissement.

De cette époque à l'an VI (1798), où elle fut rétablie, le nombre varia de 3,129 à 3,513. Au lieu de deux tirages par mois, un arrêté des consuls, en date du 4 vendémiaire an IX, les porta à trois, et établit d'autres loteries dans plusieurs villes, c'est-à-dire qu'au lieu de deux tirages par mois on en eut 18, et le nombre des enfans abandonnés fut, en l'an X, de 4,248, en 1814 de 5,529, et il est aujourd'hui de plus de 8,000 ! Est-il besoin d'en dire davantage?

Partout la même union, la même liaison, les mêmes conséquences; aussi le Tableau suivant est-il facilement expliqué, quant à la France, par exemple.

DÉSIGNATION.	1827.	1828.	1829.	TOTAL.
Morts accidentelles.	4,744	4,855	5,048	14,647
Suicides	1,542	1,754	1,904	5,200
Duels	70	86	53	209
Total......	6,356	6,695	7,005	20,056

Nous savons déjà parfaitement, et nous avons vu très-clairement, que l'augmentation des relations sociales entraîne invinciblement une plus grande somme de connaissances, et dès lors exerce davantage l'intelligence en l'agrandissant, il en résulte naturellement encore que les chances de Folie et de Crime, toutes choses égales d'ailleurs, diminuent toujours d'autant. Ainsi la société, quelle que soit sa forme, ou mieux toute association intime, a pour but inévitable des relations fréquentes, continuelles même, un échange permanent d'idées, de sensations et de connaissances, et dès lors, quelles que soient ses lois, elle repousse ou diminue les conditions morales favorables à la Folie ; aussi le mariage, qui par le fait n'est qu'une petite société, qu'une association d'affections et d'intérêts, prouve-t-il encore la justesse de cette théorie, comme le démontre le Tableau suivant des accusés en 1827, 1828 et 1829, et des fous de l'Hospice de la Vieillesse pendant les années 1822, 1823 et 1824.

ÉTAT CIVIL.	FOUS.		TOTAUX.	ACCUSÉS CRIMINELS.		
	Hommes.	Femmes.		1827.	1828.	1829.
Célibataires.	503	622	1,125	»	4,068	4,171
Époux . . .	466	475	941	»	2,847	2625
Veufs. . . .	100	287	387	»		
Divorcés . .	2	3	5	»	»	»

Quoique malheureusement les accusés, veufs ou époux, aient été donnés en masse, il n'y en a pas moins une telle disproportion entre le nombre des célibataires, que ce funeste avantage reste encore tout entier à ceux-ci, et très-évidemment le moindre nombre du Tableau est aussi pour les aliénés qui avaient vécu ou qui vivaient encore sous les lois de l'association conjugale, le divorce étant aboli, tandis que le nombre le plus élevé est directement fourni par ceux qui vivent dans un isolement plus ou moins profond. Enfin nous terminerons les preuves déjà trop nombreuses des causes sociales de la Folie et du Crime en disant que le Tableau des causes de la Folie, dressé dans le Compte rendu des aliénés de l'Hospice de la Vieillesse, n'offre pas un seul exemple de Folie déterminée par excès d'étude, tandis qu'on en compte un très-grand nombre fourni par les diverses nuances ou espèces d'imbécillité. Il en est de même quant aux relevés généraux de la justice criminelle; on n'y trouve pas un seul individu ayant reçu une éducation supérieure, ou s'occupant de travaux littéraires ou scientifiques.

Il est donc bien certain maintenant que les chiffres

des Fous et des Criminels dépend, dans chaque état, du degré de lumières des individus ou des peuples, et que, partout où l'ignorance sera générale, l'idiotisme et ses variétés intellectuelles seront fréquentes, de même qu'on peut dire que les chances de Folie et de Crime augmenteraient en proportion de l'ignorance générale : l'histoire est encore là pour déposer en faveur de cette vérité. Enfin l'on peut dire en terme général que l'ignorance entraîne rigoureusement l'existence de l'Idiotisme, de l'Imbécillité, de la Démence, et que la présence des lésions intellectuelles multiplie inévitablement le nombre des Criminels. Le Tableau suivant vient encore appuyer cette règle universelle.

DÉSIGNATION des MOIS.	1822. — 1823. — 1824.				ACCUSÉS		
	IMBÉCILLES.		FOUS.		CRIMINELS.		
	Hom.	Fem.	Hom.	Fem.	1827.	1828.	1829.
Janvier.	263	650	289	770	403	527	447
Février.	269	649	288	779	388	438	556
Mars.	256	647	287	779	42u	433	450
Avril.	255	646	205	784	357	581	417
Mai.	250	644	290	789	390	419	416
Juin.	248	644	289	791	437	417	410
Juillet.	259	642	297	806	386	398	425
Août.	264	654	298	816	448	444	424
Septembre.	264	658	305	820	391	450	410
Octobre	263	651	301	815	388	424	409
Novembre.	270	653	305	814	359	464	459
Décembre.	203	659	505	815	440	552	507
Totaux.	3,064	7,757	3,599	8,778	5,207	5,547	5,107
Balance	Imbécilles......... 10,821			Fous............ 12 377	23,198		
	Criminels........				15,651		

On sent probablement combien il nous serait facile de multiplier les Tableaux de ce genre ; mais puisqu'ils ne feraient que confirmer une vérité déjà bien démontrée, nous ne croyons pas devoir nous étendre davantage sur une question devenue peut-être oiseuse. Nous nous bornerons donc à faire observer que si pour trois années la somme totale des aliénés, à Paris, est de 23,198, et si, pour le même espace de temps, celui des accusés et de 15,651, il est plus qu'évident que la plus intime liaison existe non-seulement entre les mois et leur explosion, que leurs impulsions sont plus fortes, plus irrésistibles, mais encore entre leur condition morale nécessaire, à ce point, que le nombre de Fous donné, dans une région quelconque, se trouverait approximativement être celui des Criminels, *et vice versâ*. Règle générale : le nombre des imbécilles est le plus grand, puis vient celui des fous, et enfin celui des criminels, qui selon toutes les données idéologiques et philosophiques, est encore moindre que les autres ; parce que la plus inexplicable, la plus inconcevable des folies est le crime : c'est le comble de la désorganisation morale. Tel est en effet l'échelle graduée des maladies intellectuelles chez toutes les nations et dans tous les temps.

Maintenant si, comme nous n'en doutons pas, il est incontestable que l'ignorance et l'abrutissement sont les causes prédisposantes de la Folie et des Crimes, il doit arriver le même résultat dans le premier cas, lorsque les peuples ou les individus veulent brusquement atteindre un degré d'intelligence qui n'est pas plus en rapport avec leurs facultés morales qu'avec leur degré de civilisation générale, ou que cette secousse périlleuse est opposée à sa volonté; aussi les causes les plus puissantes et les plus communes de la Folie et des Crimes sont-elles des affections purement morales, ou l'hérédité (1), comme le prouvent les frères Mandrin, les frères Ulbach, etc., ou l'ivrognerie, ou l'imbécillité, c'est-à-dire toutes les conditions propres à affaiblir, à diminuer l'intelligence ou à l'ébranler fortement, lorsqu'elle est dans des dispositions favorables.

Le Tableau suivant, dressé par M. Esquirol, vient merveilleusement à l'appui de tout ce que nous avons dit, et pour mieux le démontrer nous nous permettrons d'y ajouter le résultat des investigations judiciaires.

CAUSES.	SALPÉTRIÈRE. FEMMES.	MOROECÉE de M. ESQUIROL.		ACCUSATIONS CRIMINELLES.		
		Hom.	Fem.	1827.	1828.	1829.
Chagrins domestiq..	62	20	9	139	118	78
Revers de fortune..	6	6	13	»	»	»
Misère	19	»	»	»	2	28
Amour contrarié ...	58	14	4	27	»	28
Jalousie	4	8	1	25	78	85
Amour-propre blessé.	1	7	15	»	»	6
Frayeur	36	6	1	»	»	»
Colère.	2	1	1	421	378	182
Excès d'étude.. ...	»	»	10	»	»	»
Totaux....	188	61	54	612	576	407

(1) Girou de Busareingues, *Philosophie physiologique*, p. 311 à 343, etc.

Que prouve ce Tableau des causes de la Folie et des Crimes ? Que toutes les fois que les capacités ne sont pas en rapport avec les stimulans moraux qui les frappent, il y a disgrégation d'idées, actes illicites, et dès lors absence totale du libre arbitre. Aussi les femmes, dont l'intelligence est très-vive, mais douée de peu de force et de moins d'attention, veulent-elles se livrer à des études que l'étendue de leurs facultés et l'habitude héréditaire de ces genres de travaux leur défendent, la Folie, c'est-à-dire la perte plus ou moins profonde de cette faible portion d'intelligence, ou tout au moins sa perversion, en est le résultat, tandis que sur 3o3 aliénés pas un seul homme n'a été victime de cette cause, qui a agi dix fois sur le sexe.

Comme les passions donnent les mêmes secousses à l'intelligence, elles sont suivies des mêmes résultats, puisqu'elles dépassent si souvent toute la force morale des deux sexes, et que les femmes n'ont d'ailleurs aucune des conditions morales qui peuvent affaiblir, déterminer ou modérer ce coup.

Le Tableau suivant prouvera qu'il en est aussi de même en Angleterre.

La seconde colonne est le chiffre obtenu à l'Hospice de la Vieillesse de Paris, pendant trois années.

Hospice de Bedlam de 1772 à 1787.

CAUSES,	BEDLAM.	PARIS.
Hérédité....................................	115	112
Ivrognerie.................................	58	126
Excès d'étude......	15	8
Fièvres	110	137
Couches et ses suites..	79	70
Lésions organiques........................	10	»
Fractures, contusions, etc...................	121	31
Orgueil.....................................	8	25
Maladies vénériennes ou leur traitement........	14	12
Petite vérole ou suites.......................	7	»
Passions tristes et revers....................	206	»
Répercussions, cicatrices, intempestives........	5	»
Amour......................................	74	61
Jalousie....................................	9	23
Excès de dévotion...........................	90	37
Totaux....	921	642

On voit évidemment que les mêmes réflexions peuvent s'appliquer à ce Tableau, et que la seconde colonne ne fait que démontrer la vérité de notre théorie de la Folie et de notre Doctrine arithmétique.

. Il est donc hors de doute maintenant que l'impulsion vicieuse donnée à l'Arithmétique de la Folie n'a pas plus fait pour la science que pour la philosophie et l'humanité. On a couru tout simplement après des chiffres, mais ignorait-on donc qu'ils ne prouvent absolument rien lorsqu'ils ne sont pas un produit, lorsqu'ils ne présentent point le véritable état des choses, lorsqu'ils ne sont pas l'expression d'une somme totale exacte. Ainsi le chiffre obtenu par M. Esquirol, en additionnant des cas nombreux de Folie chez les deux sexes, est manifestement contredit par les résultats partiels, et il est très-facile d'en démontrer le vice. Au lieu d'examiner quelles étaient les causes éloignées et prochaines de la Folie, on a trouvé, après de nombreuses recherches, un chiffre quelconque, tandis que la somme obtenue au profit de la science a réellement été de o. On dit bien qu'en Écosse il y a égalité entre les deux sexes, mais on omet entièrement de déterminer si les hommes sont moins instruits que les femmes, ou du moins si celles-ci ont plus de capacités naturelles, etc.

Dans le Nord de la France les Folles sont plus nombreuses : cela s'explique très-bien, puisque, malgré les préjugés, l'imagination de la femme n'en est pas moins ardente, sa force morale presque nulle, son énergie intellectuelle bien faible, ses capacités inférieures à celles des hommes, et que dès lors tout est ici à l'avantage de la Folie, puisqu'il y a ignorance plus ou moins absolue, et inoccupation morale habituelle. Chez les hommes, au contraire, ce sont les travaux physiques, les écarts de régime qui préparent la même disposition et produisent le même résultat. On dit ensuite que dans le Midi les fous sont plus nombreux que les folles; consultons encore un instant le Tableau suivant : après avoir fait remarquer que toutes ces circonstances sont naturelles puisque la population des Écoles démontre que dans le Nord l'instruction est beaucoup plus répandue que dans le midi, du moins pour les hommes dans le premier cas, tandis que c'est pour les femmes dans le second.

Arithmétique de la Folie en Italie.

VILLES.	POPULATION.	HOMM.	FEMM.	SEXE non désigné ET TOTAUX.	OBSERVATIONS.
Naples	400,000	220	135	355	
Aversa	»	269	158	427	
Rome	138,730	»	»	200	
Florence	82,000	122	108	230	
Sienne	17,000	26	23	49	
Bologne	80,000	42	60	102	
Provinces Vé- nitiennes . .	»	»	»	1000	A Venise les folles sont en nombre supé- rieur.
Venise	150,000	»	»	180	
Vicence	30,000	»	»	18	
Vérone	50,000	»	»	95	A Milan le maximum pen- dant 19 ans a
Milan	130,000	231 175	239 147	792	été de 455, et le minimum de
Plaisance . . .	13,000	8	8	16	361. Les folles
Parme	34,000	»	»	94	sont supérieu-
Reggio	16,000	»	»	52	res
Modène	24,000	»	»	8	
Lucques	22,000	»	»	20	Ces deux
Gênes	126,000	110	113	223	chiffres ont été obtenus en 1820
Turin	85,000	162	113	275	et 1824.
Totaux	994,730	1,365	1,097	4,136	

Voilà certainement des résultats qui sembleraient
prouver que la Folie sévit plus sur les hommes que
sur les femmes, et c'est incontestablement ce que
nous possédons de plus complet. Mais quel est l'écrivain consciencieux qui oserait asseoir un jugement,
je dirai plus, une présomption sur de pareilles recherches, entièrement à notre avantage? Nous le
renions nous, parce que nous n'y voyons que le petit
nombre d'Aliénés reçus dans les Hospices, que la
population Aliénée de l'Italie est inconnue, que ces
données n'ont rien d'officiel, et qu'elles sont en tout

point indignes de figurer dans une Statistique. En admettant que ces résultats partiels, si incomplets, seraient légitimés par des recherches consciencieuses et générales, il resterait encore des doutes sur la manière dont on a opéré : aussi nous ne pouvons pas plus que nos adversaires nous autoriser, dans cette circonstance, à compter ces quantités pour quelque chose. Évidemment ce n'est point la somme totale des fous dans chaque ville, et la population est représentée pour des époques différentes

Ainsi, quelles que soient d'ailleurs les capacités remarquables de ceux qui les ont obtenues, nous ne pouvons les proposer comme un résultat même approximatif. Il y a toutefois un fait qu'on peut avancer avec quelque probabilité, c'est que les fous paraissent plus nombreux dans les pays où la liberté des femmes est, pour ainsi dire, illimitée, tandis que les folles sont plus communes partout où les femmes sont considérées comme esclaves et traitées comme telles.

Nous avons vu la misère figurer dans la plupart des tableaux dressés pour constater les causes de la Folie et des Crimes ; mais évidemment il y a encore ici ignorance complète des lois de l'Économie politique et de la Statistique. La misère est la compagne inséparable et naturelle de l'ignorance absolue. Jamais l'on n'a vu l'intelligence et la misère assiéger une même population. Toute production exige des relations sociales : celles-ci supposent une association, et toute association est une preuve de haute capacité. Toute production réclame d'ailleurs un développement plus ou moins étendu de capacités physiques ou morales, et partout où il y aura misère, on trouvera isolement de la société, et par conséquent ignorance.

De là résulte encore une affinité toute naturelle entre la Folie et le Crime, parce que ces deux plaies de l'intelligence émanent d'une même cause, aboutissent au même but, c'est-à-dire à l'incapacité de reconnaître ses véritables intérêts. Ces conséquences sont si vraies qu'il est aussi rare de rencontrer un pauvre aux États-Unis d'Amérique que d'y voir un crime. Aussi la Folie y est-elle dans la proportion de 2 : 240, et celle des femmes folles aux hommes est de 2 : 1, dans les États de New-York, par exemple. En 1812, la France avait 30,000 mendians sur 43,000,000 d'habitans. La même année, plus du tiers de la population d'Angleterre était à la charge des paroisses ; et cette différence énorme s'est retrouvée dans le nombre des fous et dans celui des affaires criminelles.

Il est inutile de nous étendre davantage sur l'intime connexion existant entre ces deux modifications de l'intelligence. Pour nous tout crime est le produit incontestable, réel, d'une Folie plus ou moins longue, sous quelque point de vue qu'on veuille l'envisager. Sans contredit, toutes les fois que, par une cause quelconque, l'homme ne voit pas que son véritable intérêt est de ne jamais s'écarter de la ligne de l'honneur et de la probité, il y a aberration complète du jugement, absence ou paralysie du libre arbitre, et s'il agit en vertu de cette aberration, il y a Folie.

Ainsi tout intérêt individuel, bien compris, est évidemment dans le respect le plus profond, le plus imprescriptible des intérêts généraux. Si l'acte illicite est commis dans le calme le plus parfait, il y a incontestablement démoralisation profonde, dès lors Folie incurable et dangereuse pour la société; il y a absence complète du libre arbitre. Si au contraire il est consommé dans les égaremens d'une passion violente, la loi, toujours humaine et sage, admet elle-même cette identité. En considérant cette situation morale passagère comme privant le malade de son libre arbitre, il n'y a plus ni aptitude, ni capacité au jugement; il ne peut plus délibérer, puisqu'il ignore qu'il fait une chose injuste, illicite et punissable; car l'espérance du Criminel, quelles que soient les probabilités en faveur de son impunition, n'en est pas moins encore une Folie. Il commet enfin un acte dont il réclame lui-même la garantie, et qu'il voudrait pouvoir éviter, s'il était le plus faible. Son intérêt évident, le plus direct, le mieux établi, est précisément de fuir le crime, puisque, quand bien même il échapperait à l'affreuse pénalité qui le menace, il finirait toujours par succomber sous les tortures affreuses de sa conscience, comme l'a prouvé tout récemment l'exemple fourni par un des assassins de Paul-Louis Courrier, etc.

Entre le Crime et la Folie il y a donc identité, non-seulement de nature, de caractère, mais encore de causalité et absence complète d'instruction, d'intelligence, de raison : il y a supériorité fâcheuse du physique sur le moral, ou, comme le disait saint Paul, de la chair sur l'esprit, d'une impulsion organique ou matérielle sur les suggestions d'une conscience éclairée. De cette connexion incontestable entre le Crime et la Folie résultent encore des vérités non moins salutaires, non moins consolantes. De là, en première ligne, la nécessité d'une justice préventive, c'est-à-dire l'importance d'une punition exemplaire contre les aliénés eux-mêmes, lorsqu'ils n'auront point agi sous l'empire évident d'une passion continuelle, aveugle et irrésistible ; enfin l'espoir consolant d'améliorer le moral des hommes et des sociétés, en étendant le cercle de leurs lumières.

Nous nous sommes permis cette digression, parce que les conditions de causalité sont aussi du ressort de la Statistique ; et c'est ici qu'il faut encore une attention non moins éclairée, une sévérité non moins réfléchie, car la pathogénie, telle qu'elle est, n'est pas meilleure que la statistique, et me paraît tout-à-fait indigne de la philosophie et des lumières du siècle

N'est-il pas étonnant, en effet, qu'un homme, dont la réputation est aussi justement répandue, pose encore comme principe que la *Folie atteint les hommes les plus honorables, et qu'elle n'épargne pas les plus sages*, assertion contraire à tous les faits, et comme si l'honneur, la sagesse, avaient jamais été des preuves de hautes capacités, et dès lors des motifs suffisans pour exclure la Folie.

Nous sommes loin de vouloir porter aucune espèce de défaveur sur une classe de malades infortunés, mais la vérité nous oblige à défier qu'on nous cite, dans l'histoire de tous les temps, un seul fait à l'appui de cette autre assertion, *que les vices de la société augmentent le nombre des pauvres et des criminels*, tandis qu'il est généralement reconnu que l'origine de ces deux plaies sociales sont réellement l'ignorance et l'oisiveté, sa sœur; *que ces malheureux sont pour la plupart des hommes doués des plus belles qualités*; lorsque ces conditions morales, inséparables des plus hautes facultés intellectuelles, peuvent néanmoins s'allier quelquefois avec une faiblesse irremédiable et native de l'intelligence : *qu'ils sont distingués par une sensibilité exquise et par de grands talens, qu'ils sont remarquables dans les arts, les lettres et les sciences*, tandis que c'est tout le contraire qu'il eût fallu dire, puisque le plus petit nombre de Fous ou de Criminels est précisément fourni par les classes de la société qui ne cultivent ni les arts, ni les lettres, ni les sciences, et que si par hasard on en trouve quelques-uns qui fassent exception, on remarquera qu'ils y excellaient bien moins que ceux qui parcourent les mêmes carrières en s'illustrant, et qui ne succombent point sous la flétrissure de la Folie. Le développement de la Folie prouve déjà qu'ils se sont engagés dans une lutte où ils ne pouvaient point acquérir de supériorité, dans une lutte disproportionnée. que cet échec de leur amour-propre, que ce trouble de leur raison n'est qu'une erreur, qu'une conséquence de leur ambition déplacée; qu'enfin il y avait inégalité notoire entre leurs capacités et leurs tentatives, entre leurs efforts et leur but, entre leurs moyens et leurs prétentions. C'est une chute en rapport avec la hardiesse de leur tentative; c'est Icare tentant une route inconnue, avec des moyens artificiels, et tombant du ciel.

En un mot ils sont fous parce qu'ils étaient incapables, parce que leur intelligence a été écrasée sous le fardeau de leur entreprise, car il en est des facultés morales de l'homme comme de celles des enfans; il faut toujours que leur exercice ne dépasse point leurs forces : vouloir les faire produire trop ou trop tôt, c'est s'exposer à les tuer ou à les rendre malades. Rousseau l'avait parfaitement entrevu, et sa comparaison entre un arbre et ses fruits, dont on hâte le développement et le nombre, est excessivement juste.

Examinons des faits : on a cité, parmi le petit nombre de fous célèbres, Le Tasse, Gilbert, Sophocle, Démocrite, etc. Quant au premier, nul doute aujourd'hui que sa Folie était supposée par la puissance, qu'il ne fut emprisonné comme aliéné, pendant sept ans, que pour éviter le scandale de son amour pour Éléonore d'Este, sœur du prince régnant ; c'était donc une vésanie imputée et pas du tout une Folie réelle et digne des Petites-Maisons. Les enfans de Sophocle l'accusèrent aussi de Folie, mais l'histoire a prononcé. Quant à Démocrite, Hippocrate fut chargé de le venger des calomnies du peuple d'Abdère. Quant à Gilbert, le désespoir explique parfaitement son suicide, sans avoir recours à la Folie. Plongé dans la plus affreuse misère, dans le plus complet dénuement, obligé d'aller à l'hôpital, il y avala une clef, et pour le venger des attaques de ses nombreux ennemis, autant que pour excuser cet acte, ses partisans religieux et anti-philosophes ont eu le soin de le mettre sur le compte de la Folie ; mais aujourd'hui la vérité n'est pas plus douteuse que dans les cas précédens : en un mot le suicide n'est pas plus une preuve de Folie que celle-ci n'est une preuve de l'autre.

Ils sont, dit encore le même médecin, *les victimes des caprices du sort et de l'injustice de leurs semblables*, ce qui n'est pas non plus la vérité, et qui dès lors ne peut non plus être appuyé sur aucun fait historique. Nous relèguerons enfin parmi les phrases purement poétiques les assertions suivantes : les excès d'études (car ceci n'est vrai qu'autant que l'opiniâtreté du désir ou de la volonté n'est point en rapport avec les capacités, ou qu'ils les dépassent, puisqu'on ne citerait pas un seul génie, un seul savant en *us*, frappés d'aliénation mentale), l'exaltation de la vertu, l'exagération de la tendresse maternelle et de la pitié filiale, l'emportement des passions les plus nobles, les plus généreuses (toujours dans le cas où elles dépasseraient les bornes étroites des facultés intellectuelles) les ont précipité dans la plus déplorable des misères humaines, puisqu'il sont exilés du monde moral, et bannis des scènes de la vie dont ils faisaient le charme, l'ornement et la prospérité (1).

On a également exagéré d'une manière étrange l'influence de certaines conditions géologiques. On a voulu attacher au sol des circonstances morales qui n'appartiennent même point à l'homme ; on a été jusque là chercher les causes de la Folie. S'il existe des Crétins dans la Maurienne, on a prétendu qu'ils étaient exclusivement dus aux accidens géologiques, ainsi que les goîtres, mais si cela est, pourquoi tous les habitans n'en sont-ils point également flétris ? Pourquoi cette lésion mentale a-t-elle même diminué depuis que le passage de nos armées a établi de nombreuses relations entre les habitans et les étrangers ? Pourquoi cette maladie est-elle moins commune depuis que l'administration française y a porté sa bienfaisante influence ? Pourquoi ces conditions géologiques indélébiles ne sont-elles point accompagnées partout des mêmes phénomènes moraux ? Pourquoi des circonstances

---

(1)   Adoucissons leur sort, traitons avec bonté
Ces malheureux bannis de la société !
De ces mânes exclus des scènes de la vie
Laissez errer en paix la libre fantaisie.
DELILLE, la Pitié, chant II.

entièrement opposées produisent-elles aussi la même affection? etc., etc.

C'est donc évidemment une autre erreur, mais comme cela arrive souvent, au lieu de s'occuper à la détruire, toutes les notabilités médicales sont venues l'appuyer de leurs méditations, de leurs recherches et de leur autorité. En 1825, par exemple, le Storling ordonna des recherches statistiques sur la Folie en Norwége. M. le docteur Holst réunit ensuite ces divers travaux, et il en est résulté un ouvrage très-intéressant, publié en 1828 par ordre du roi de Suède. Eh bien! dans cet ouvrage même, le plus récent que nous possédions en Morœgraphie, cette erreur y est encore consacrée, et M. le docteur Esquirol est venu l'appuyer de son imposante approbation. Nous allons transcrire fidèlement ce passage, en laissant au lecteur le soin d'y appliquer notre doctrine dans toute sa rigueur dans toute sa pureté.

« La Norwége est hérissée de montagnes généralement inhabitables : les vallées sont les seules parties peuplées. Plusieurs ne sont que des gorges profondes, étroites, resserrées entre des rochers à pic d'une grande hauteur, qui interceptent les rayons du soleil pendant plusieurs heures du jour. *La population n'est point agglomérée ; il n'y a point en Norwége de ville grande, populeuse et manufacturière ; la plus grande partie des habitans cultive la terre, et élève des bestiaux ; les Norwégiens sont pasteurs : ils se* nourrissent de fromage, de poisson salé et du lait de leurs vaches, pendant l'été qui est très-court. Le peuple qui habite le bord de la mer *est plus pauvre, plus misérable que celui qui habite l'intérieur des terres*, sous un climat moins rigoureux *et jouissant de tous les bienfaits d'une civilisation bien avancée.* L'Écosse, avec ses montagnes et *son peuple pasteur,* a plus d'un trait de ressemblance avec la Norwége. »

Il faut convenir que la civilisation bien avancée des peuples pasteurs est une condition sociale assez inexplicable, mais dans tous les cas il y a encore ici une vérité que nous ne devons point laisser échapper, c'est que, voisine de l'Angleterre, en relations continuelles avec cette puissance si éclairée, l'Écosse doit offrir moins d'aliénés que la Norwége, puisqu'elle est nécessairement plus instruite. C'est également ce qui a lieu, et l'on trouve dans la première 1 aliénés pour 573 habitans, tandis que dans la seconde il y en a 1 pour 551. Voilà donc bien les véritables causes et leurs incontestables conséquences. Eh bien! partout il en est de même.

Maintenant est-il encore besoin d'entrer dans de plus grands développemens sur nos idées fondamentales? Devons-nous prouver plus longuement aussi que le Crime n'est, depuis Adam jusqu'à nous, que le fruit de l'ignorance, et que sa fréquence diminue en proportion que l'instruction s'agrandit et se généralise? Des chiffres l'ont déjà clairement démontré, il est donc parfaitement inutile de nous arrêter à prouver encore que l'aisance et les lumières diminuent partout la Criminalité.

Nous avons déjà vu plusieurs fois dans quelles

proportions réelles se trouvait la fréquence de la Folie et des Crimes, par rapport à l'ignorance plus ou moins profonde des individus et des peuples : partant du même principe, divisons la France, par exemple, en deux parties, l'une éclairée, l'autre ignorante. La supériorité des richesses intellectuelles et matérielles, ou industrielles, est évidemment pour la France du nord, aussi la Folie y est-elle plus rare, et les crimes y sont, à la population, dans les proportions suivantes :

Années.	FRANCE OBSCURE.	FRANCE ÉCLAIRÉE.	TOTAL.
	18 millions.	13 millions.	
1825	3,696	3,538	7,234 (1)
1826	3,503	3,485	6,988
Total.	7,199	7,023	14,222

Mettons en parallèle la proportion des crimes avec le degré d'instruction, et l'on aura le même résultat.

ACADÉMIES.	RAPPORT des délits personnels AUX DÉLITS RÉELS.		POPULATION des ÉCOLES.
MIDI.			
Rapport moyen pour la France	$3/7$	1	1 sur 27
Aix	$3/4$	1	1 43
Nismes	$12/13$	1	1 33
Montpellier	plus de 1	à 1	1 46
Toulouse	$2\ 1/3$	1	1 69
Cahors (ou Agen)	$1\ 1/8$	1	1 47
Clermont (ou Riom.)	$3/4$	1	1 188
Corse	$3\ 1/4$	1	» »
NORD.			
Besançon	$4/15$	1	1 11
Amiens	$1/3$	1	1 12
Nancy	$1/4$	1	1 15
Paris	$2/9$	1	1 18
Caen	$2/7$	1	1 32
Rouen	$1/4$	1	1 24

(1) Non compris 6o3 contumax.

Maintenant examinons si une recherche analogue produirait la même conséquence chez une nation qui marche immédiatement après la France dans la voie de la civilisation.

ROYAUMES.	RAPPORT des élèves à la population.	RAPPORT des prévenus à la population.	RAPPORT des fous à la population.
Angleterre	1 sur 20	1 sur 900	1 : 783
Y compris les écoles du dimanche.	1 10	» »	» »
Écosse	1 17	1 5,093	3 : 652
Irlande.	1 35	1 468	1 : 911

Voilà évidemment le point où nous devions arriver. Ainsi nul doute qu'en faisant marcher de front l'examen de l'Instruction, des Crimes et de la Folie, dans un État, on n'obtienne partout des résultats analogues. Voilà comment doivent être exécutés et conçus les Tableaux d'Arithmétique-Politique, si l'on veut en même temps être utile à la science, à l'humanité, à la philosophie.

Si l'on remarquait ici quelques différences contre notre opinion, nous ne croyons pas devoir nous arrêter à les expliquer : ce que nous avons déjà dit de la connaissance des localités aplanirait cette légère difficulté. Or nul doute maintenant que l'admirable alliance des lumières et de l'industrie ne soit très-favorable à l'extinction de la Folie et par conséquent à l'extirpation des Crimes, à l'assainissement intellectuel des populations, etc.

Comme l'avaient annoncé MM. Comte(1), Dupin,

____

(1) Traité de législation, p. 49.

Bentham (1), etc., partout l'immoralité augmente avec l'ignorance et la misère. Ainsi en Corse, dont nous n'avons pu obtenir des données exactes sur la population des écoles, et qui évidemment y envoie le moins d'individus, en Corse où les lumières ne sont pas plus cultivées que l'industrie, où le luxe et l'aisance sont même très-rares, la Folie est fréquente et les Crimes nombreux. Le rapport de ces derniers à la population est de $1 : 1,001$, et la proportion est relativement la même pour les diverses variétés d'affections mentales. Dans le comté de Middlesex, dans l'espace de sept années, (de 1820 à 1826) 2,618 coupables, d'offenses capitales, ont été arrêtés, et la proportion des Fous à la population dans ce Comté est de $1 : 5,000$. Si comme nous ne pouvons plus en douter, il y a cette corrélation intime entre le nombre des Fous et celui des Criminels, les mêmes causes doivent être combattues par les mêmes moyens.

L'illustre Jérémie Bentham a longuement recherché les moyens de diminuer la quantité de ces derniers; mais n'envisageant qu'un point de la question, il a proposé un très-grand nombre de dispositions qui toutes seront sans résultats si l'on ne détruit entièrement les sources de l'ignorance populaire, si l'on ne cultive les progrès de la civilisation, si l'on ne répand enfin les lumières avec profusion. C'est là

(1) **Traité** de législation civile et générale, tome 11 . 2ᵉ édition, pages 218 à 259.

seulement qu'est la véritable justice de prévoyance et le moyen infaillible de réduire le nombre des Fous.

Il y a encore une cause dont l'action incontestable a été parfaitement notée par tous les Morœgraphes. MM. Esquirol et Pinel ont surtout bien démontré son influence, je veux parler de la disette. Ils se sont accordés à donner un chiffre, sans rechercher le mode d'action de cette puissante cause. La voici, je crois, c'est en produisant un phénomène social analogue à celui qu'engendrent l'ignorance, l'abrutissement et l'oisiveté, je veux dire la misère. Ainsi la plus grande partie de l'Europe éprouva une disette en 1816 et 1817, et les aliénés furent très-nombreux, les Criminels ne le furent pas moins, comme le prouve le Tableau suivant, dressé pour la France.

ANNÉES.	CRIMES.	DÉLITS.	TOTAUX.
1814	6,390	5,485	11,875
1815	7,818	6,551	14,369
1816	9,091	9,890	18,981
1817	13,932	14,146	28,078
Totaux..	38,231	36,072	73,303

Et la preuve que ce résultat est incontestablement le produit de la misère, c'est que les prévenus ont été beaucoup moins nombreux dans les villes, où les ressources sont plus multipliées, que dans les provinces, où les populations agricoles ont dû souffrir beaucoup plus. La même influence a produit le même phénomène pour la Folie. Si nous ne nous trompons pas il faut que le résultat soit le même partout, c'est en effet ce qui arrive et nous citerons en preuve l'Angleterre.

ROYAUMES.	1810 à 1816	1817 à 1823	TOTAUX.
Angleterre.........	12,153	18,337	30,490
Ecosse et Irlande...	35,369	74,745	110,114
TOTAL.......	47,522	93,082	140,604

Il est encore une espèce de synthèse bien propre à démontrer la vérité de toutes ces assertions, c'est de mettre ensuite en parallèle le nombre des vagabonds et celui des Fous : ainsi

COMTÉS.	VAGABONDS.	FOUS.
Cumberland........	1 : 8,384	1 : 300
Middlesex (Londres).	1 : 636	1 : 500
Surrey	1 : 501	1 : 900

Dans le pays de Galles, où les Idiots sont très-nombreux, surtout chez le sexe, la proportion des Fous à la population est de 1 : 850, et le nombre des prévenus de 1 : 4,285. Dans le comté de Cumberland, les Fous sont de 1 : 500 et les prévenus de 1 : 4,200. Dans le comté de Middlesex les prévenus sont de 1 : 465 et les Fous 1 : 500, etc., etc.

Les Crimes, de même que la Folie, reçoivent encore une influence majeure de la marche des saisons, comme le prouvent les considérations suivantes.

Les médecins ont entrevu depuis long-temps la différence absolue qui existe entre le Priapisme et le Satyriasis. La première de ces maladies est une affection purement locale. C'est un véritable délire organique, tandis qu'il arrive tout le contraire dans la seconde. Ici il y a excitation générale avant qu'il y ait orgasme sexuel. Le délire de l'intelligence est la cause unique des actes illicites qui en sont la suite. C'est une Monomanie érotique, ou plutôt une véritable variété de cette vésanie étrange. En appliquant encore cette assertion à l'étude des faits criminels, on est bientôt convaincu de son importance, quoique le plus grand nombre d'adultères, de viols, d'attentats à la pudeur, etc., demeurent inconnus à la justice, par diverses raisons ou considérations. Ce qu'il y a de certain, c'est qu'ici comme partout, le Crime et la Folie ont une loi identique, une loi physique, matérielle, inévitable.

Il est difficile sans doute, de voir dans tous les crimes autre chose qu'une exagération morale vraiment pathologique ; et dans les cas qui nous occupent, cette exagération se porte exclusivement sur le sentiment génital, sur l'impulsion génératrice de toutes les intelligences créées ; car les animaux eux-mêmes n'échappent point à cette loi générale et absolue. La coïncidence universelle et constante des conceptions, et par conséquent des copulations avec les adultères, les viols, les attentats à la pudeur, etc., est une preuve irrécusable que ces derniers actes ne sont que l'exaltation morale d'un besoin général , en un mot qu'une véritable Folie. Ainsi , toutes les recherches possibles d'Arithmétique-Politique prouvent que le plus grand nombre des copulations, des impégnations, des conceptions, dans tous les êtres, a lieu sous l'influence des températures qui s'éloignent de celle de l'hiver, à l'approche de l'été , à l'entrée de l'automne, et surtout pendant le cours de ces deux saisons. Ce violent besoin de reproduction, cette excitation génératrice , portée jusqu'à l'abnégation la plus absolue , jusqu'à l'abolition complète, quoique passagère, du libre arbitre, donne lieu à ces crimes affreux dont retentissent journellement les tribunaux. Ainsi l'excitation vénérienne, criminelle ou pathologique, c'est-à-dire avec délire , paralysant totalement le libre arbitre, a également lieu aux époques ordinaires de reproduction générale.

Le Tableau suivant vient à l'appui de cette nouvelle assertion, en donnant le nombre exact de viols ou d'attentats à la pudeur soumis aux tribunaux français.

MOIS.	ANNÉES.			TOTAUX	NAISSANCES.			
	1827	1828	1829		Dép^s.du N.	TOTAUX	Dép^s.duM.	TOTAUX
Janvier........	10	21	17		141,847		147,060	
Février........	10	22	19	150	137,544	428,745	139,024	435,459
Mars..........	14	13	23		149,554		149,375	
Avril..........	23	23	23		137,939		133,857	
Mai...........	24	37	21	261	131,619	390,289	126,426	372,178
Juin..........	35	33	42		120,731		111,895	
Juillet........	37	36	28		117,743		118,435	
Août..........	22	28	26	248	120,837	359,083	124,895	373,505
Septembre....	27	14	30		120,503		129,975	
Octobre......	26	17	15		122,365		136,206	
Novembre....	17	11	20	230	120,674	568,426	134,419	404,077
Décembre	14	17	12		125,587		133,452	
Datesinconnues	31	23	17	71	»	»	»	»
Totaux........	290	290	293	960	1,546,543	»	1,585,017	»

Cette loi des Viols, des Attentats à la pudeur,
des Adultères, etc., prouve encore l'intime affinité,
l'irrécusable connexion de la Folie et des Crimes.
Quant aux résultats des conceptions consignées dans
les dernières colonnes, il est inutile de prier le lecteur de faire correspondre les mois des naissances
à ceux des conceptions, qu'elles font légitimement
supposer : c'est le seul moyen de confirmer la loi
que nous avons posée.

Sans vouloir pousser trop loin une démonstration
semblable, nous ne pouvons passer sous silence une
circonstance très-remarquable, invoquée par les
adversaires de notre opinion et que nous invoque-
rons également pour donner encore plus de poids à
notre théorie. Le département de la Seine est à coup

sûr celui qui doit offrir le moins de Fous et le moins
de Crimes ; pourtant le contraire a toujours lieu et
la raison en est facile à donner : il faut en rechercher
la cause et nous verrons si notre doctrine s'applique
à tous les faits.

Nul doute que la ville de l'univers où les lumières et par conséquent l'aisance soient le plus
répandue est Paris, aussi ses citoyens sont-ils
les moins sujets aux Crimes et à la Folie : la population qui remplit constamment ses prisons et
ses Morœcées lui est la plupart du temps étrangère, et comme le mouvement de cette population,
dont l'intelligence est nécessairement fort peu en
rapport avec les efforts intellectuels journaliers de
ses nouveaux concitoyens, est de 3 à 400,000, il
doit inévitablement en résulter que Paris offre des
Criminels et des Fous en aussi grand nombre que
les départemens les plus noirs. Là viennent aboutir
tous ceux qu'attendent et que perdent les bagnes,
là vient encore l'espèce éminemment aventurière
des spéculateurs, gens à Folie aussi bien que les
autres à Crimes. C'est en effet ce qui à lieu, car le
département de la Seine fournit un accusé sur 1022
habitans. Ainsi lorsque la France offre une population de 32,000,000 d'habitans, les Fous y sont
dans la proportion de 1 : 1000 et la somme totale
des Crimes, pour tout le royaume atteint le chiffre
énorme de 7,236, c'est-à-dire 3,538 pour la France
éclairée (13,000,000), et 3,696 pour la France ob-
scure (18,000,000), proportion absolument égale à

celle de ses aliénés de toutes les classes, qui à Paris sont aussi de 1 : 1022.

Voilà donc autant de présomptions fort anciennes devenues des vérités appuyées sur des chiffres; voilà des questions adressées depuis long-temps au législateur et résolues par l'art de guérir. Il avait donc vu ce résultat, le médecin qui dans une Dissertation inaugurale (1) examina d'abord s'il n'existe point dans l'économie animale quelque vice qui, en portant le trouble dans l'ame, puisse irrésistiblement entraîner l'homme au Crime. Dans la seconde partie de ce travail intéressant, M. le docteur Loyseau cherchait ensuite si la médecine ne fournit pas quelques moyens certains de corriger cette même disposition pathologiquement vicieuse, et par suite de ramener l'intelligence à des sentimens plus droits et à l'éloigner enfin de toute espèce de forfaits. Jamais recherches plus honorables ne furent entreprises, jamais question aussi importante n'eut moins de concurrens. On ne s'est même point occupé du tout, depuis ce premier pas, de résoudre ces propositions d'une politique transcendante, que le docteur Loyseau ne pouvait traiter que d'une manière très-imparfaite, auxquelles Montesquieu lui-même n'a donné qu'une très-légère attention. Peut-être Pline était-il aussi tourmenté par l'impuissant besoin de répondre à cette question lors-

---

(1) *Prælectio medica inaug. Quantum in avertendis sceleribus prosint præcepta medica?* Elle était de M. France, recteur de Université de Besançon, et fut soutenue dans cette université en 1786.

qu'il disait : *Atque etiam morbus ex aliquis per sapientiam mori* (1).

Tous ceux qui jusqu'à présent se sont occupés de l'Arithmétique de la Folie n'ont nullement fait attention à ces circonstances importantes, et n'ont dès lors rien produit de complet dans la série d'idées que nous nous efforçons d'indiquer. On s'est en général borné à rechercher, même d'une manière fort douteuse ou approximative, dans quels rapports se trouvaient les Fous relativement à la population absolue : ce résultat toujours plein d'erreurs n'a rien appris, et de semblables travaux, pour être utiles, doivent être entrepris, non par États, par Royaumes, mais par Contrées, par Provinces, et c'est avec ces documens, préablement réunis, que par la suite on pourra édifier l'Arithmétique de la Folie, d'après le plan perfectionné du *Compte rendu de l'administration de la justice criminelle de de France*, pour les États et enfin pour le Globe.

Jusqu'à présent on a bien pu obtenir sans doute le chiffre réel des Fous dans un état quelconque, mais ce résultat n'est nullement suffisant pour le médecin ni pour le politique. Ici, comme dans toutes les branches de la Statistique, il fallait posséder un grand nombre de fractions certaines et complètes avant de chercher à donner le total, et c'est précisément ce que l'on n'a point fait. On a donné le mouvement d'un Morœcée pendant un temps plus ou moins long, et l'on a appelé ce résul-

----

(1) *Histor. natur.* lib. VII, cap. 50.

tat insignifiant de la Statistique. On a bien déterminé il est vrai, et d'une manière assez précise, que
les trois Royaumes-Unis fournissaient plus de Fous
que la France et par conséquent plus de Criminels,
mais cette somme totale ne dit pas encore dans
quelle proportion, et voilà ce qui serait un résultat statistique. Il faut savoir dans quelle proportion se trouve réellement la Folie dans chaque
province, dans chaque département. En commen-
çant par fixer ces différentes quotités, on aurait facilement eu l'autre, et la Médecine-publique en eût
retiré d'immenses avantages. En exigeant toutes
ces conditions pour établir une bonne Arithmétique
de la Folie, nous ne nous dissimulons point de combien de difficultés elles sont hérissées, aussi ne
l'entreprendrons-nous pas. Nous savons en outre
que l'état actuel des choses ne le permet que d'une
manière très-imparfaite. Chaque jour en effet les
aliénés d'une province, d'un département, privés
de Morœcées, refluent dans les provinces voisines
auxquelles ils n'appartiennent point. Il faudrait
donc commencer par ouvrir de vastes établissemens où les aliénés seraient reçus, à condition qu'ils
seraient nés ou qu'ils habiteraient depuis long-
temps le département, dans un rayon déterminé
autour du lieu où le Morœcée général serait établi :
les résultats promis valent bien ce soin. Sans cette
condition première toute tentative arithmétique
n'offre aucun intérêt, aucun résultat utile, et les
gouvernemens ne pourront point forcer l'instruction
où les aliénés seront le plus nombreux, et leurs dé-

penses incalculables de tout genre seront sans nul profit pour l'État, ni pour le bien-être de l'humanité.

Voilà très-probablement ce que voulait favoriser la deuxième chambre des États de Bavière, lorsqu'elle discuta, en 1826, le projet d'améliorer les Morœcées de ce pays, et qu'elle décida qu'un de ces établissemens serait fondé dans chaque Comté. On peut aisément se faire une idée des erreurs qu'entraînerait inévitablement une marche opposée, en examinant ce qui a lieu pour Paris, ainsi que nous l'avons déjà dit. En effet, on a cherché à constater quel est le rapport de la population de cette ville avec ses aliénés de tout genre, et il est évident que si, d'après le chiffre obtenu, l'on concluait que Paris offre une quantité d'aliénés, telle que notre doctrine se trouvât en défaut, à coup sûr on serait dans l'erreur, quoique je sois même porté à croire que les suicides ne figurent pas dans ce relevé. Comme nous l'avons dit aussi, pour expliquer ce chiffre énorme sous le rapport des Crimes et de la Folie, il suffit d'une légère attention, et alors on voit que cette théorie s'applique même à cette exception.

Un fait certain, c'est que toutes les lumières aboutissent dans les Capitales des États, qu'elles s'y repandent jusqu'aux plus basses classes; mais alors comment expliquer pourquoi ces villes plus éclairées offrent une plus forte proportion de Crimes et de Fous que celles qui le sont infiniment moins? La raison en est fort simple : au sein de ces villes po-

puleuses accourent de tous côtés des spéculateurs
de diverses espèces, dont les espérances sont presque des certitudes. Une ruine aussi prompte qu'inat-
tendue succède à ce brillant avenir; le moral fortement ébranlé est trop faible pour résister à une
pareille secousse : cette violence, cette commotion
dépassent de beaucoup l'énergie ou l'étendue des
capacités, et la Folie éclate spontanément.

Nous sommes bien loin de dire, toutefois, que
les passions quelles qu'elles soient, ont le même résultat. Combien n'en est-il pas, en effet, de véhémentes, combien de revers de fortune étonnans, qui
agissent sur l'intelligence commune, d'une manière
déplorable, sans flétrir celle de l'être qui en est
directement frappé. Les malheurs de Charles XII,
de Louis XVI, de Napoléon, etc., en sont une
preuve. Mais il faut l'avouer, outre l'instruction,
le génie même, inséparables de certaines conditions
physiques, il faut encore une condition particulière. Il faut cette extrême réciprocité d'action
entre le physique et le moral. Il faut que la commotion intellectuelle, au lieu de s'amortir, en se
propageant jusqu'aux fibres les plus déliées de l'é-
conomie, se concentre tout entière sur les organes
contenus dans la cavité du crâne. Il faut que l'é-
branlement, que le bouleversement soient exactement limités pour produire cet affreux désordre
intellectuel et détruire sans retour toute harmonie
morale. C'est en effet ce qui arrive pour tous ces
cerveaux qui semblent exister sans relation ou du
moins avec de faibles relations extérieures, puisque

l'expérience, la vie, quelles que longues qu'elles soient, n'en augmentent point les richesses intellectuelles. Imbécilles à tout âge, parce que nulle connexion ne lie le moral au physique, cet isolement, hors de nature, est plus remarquable encore. Cette ligne éternelle de séparation fait que l'ébranlement se limite exactement au cerveau, au lieu de s'affaiblir en retentissant dans toute l'économie. Charles VI était imbécille; une imprudence du duc Louis d'Orléans faillit le faire périr dans les plus affreux tourmens : son intelligence fut vivement frappée du danger qu'il avait couru, et cette commotion fut suivie immédiatement d'une Folie incurable. Que de faits semblables ne pourrions-nous pas citer encore.

Pour avoir le chiffre réel des aliénés fourni par les Capitales, il ne faudrait faire entrer en ligne de compte que ceux qui y ont fait un séjour extrêmement prolongé, et reporter dans leurs localités respectives les aliénés qui n'appartiennent point à cette catégorie. Alors on verrait, par exemple, si Paris fournit plus d'Aliénés et de Criminels que les autres villes, et si l'ignorance, l'incapacité, l'inaptitude, la faiblesse de l'intelligence, naturelles ou acquises, sont constamment les causes prédisposantes de la Folie et des Crimes. Voilà ce qui explique ainsi que nous l'avons dit, comment le recensement fait en 1812 dans le département de la Seine porte le nombre des Aliénés au chiffre énorme de 2 : 100 à 1 : 350, résultat que Casper (1) et Bur-

_____

(1) Charakteristik der Francosischen medicin , etc. Leipzig 1822.

row (1) ont ensuite appliqué à la France, tandis que dans une autre ville , à Marseille, déjà du temps de Raymond , les Folies étaient à la population comme 1 : 2000 (2).

Partant des principes généraux émis jusqu'à présent , il ne faut pas s'aveugler non plus sur les avantages que la science retirera de l'étude aprofondie de l'Arithmétique Générale de·la Folie. La santé morale des nations en sera meilleure et plus forte , mais la Médecine proprement dite n'en obtiendra aucun bienfait réel, tandis que les gouvernemens pourront à volonté préparer de loin l'explosion et la fréquence de la Folie ou des Criminels, de même qu'ils pourront facilement aussi les diminuer et les effacer entièrement des plaies de la société. M. Esquirol n'est pas non plus de cet avis, car il pense que de ce travail doivent naître les données pratiques les plus précieuses. Nous conviendrons franchement que nous avons peine à concevoir une pareille idée, et que nous ne saurions partager une semblable espérance, formant des vœux bien sincères pour que l'erreur soit de notre côté. Quant aux travaux déjà faits, ils doivent être considérés comme non avenus, ainsi que nous l'avons dit, parce qu'ils ne reposent point sur une base assez large, parce que leurs données sont inexactes et incomplètes, parce qu'ils ont été entrepris sous l'influence d'idées erronées, ou

----

(1) Traité de la Folie. 1828.

(2) Topographie de Marseille , voyez Mémoires de l'Académie Royale de Médecine de Paris , année 1749.

d'après des circonstances qui ne prouvent rien, ou par des écrivains qui n'offrent aucune espèce de garantie.

Un fait déjà certain, néanmoins, c'est que les Gouvernemens, nous nous plaisons à le répéter, ont seuls la douce faculté de faire disparaître entièrement toutes ces variétés affreuses d'une même famille de maladies. Le moyen le plus simple et le plus sûr est évidemment de favoriser le progrès des lumières, car jamais les affections mentales n'ont été plus nombreuses, plus générales, plus terribles que durant les siècles d'ignorance ou d'oppression. C'est ainsi que, développée au XVe siècle, la Démonomanie épidémique n'a disparu que devant l'immense carrière ouverte à l'intelligence par la révolution de 1789, etc.

Il faut donc tendre sans cesse à favoriser les progrès de la perfectibilité : le moyen le plus certain est précisément ce que possède la France : un trône populaire entouré d'institutions républicaines, car cette perfectibilité indéfinie serait vraiment une chimère si elle consistait dans une Folie absolue et générale, si, comme le prétendent nos adversaires, la Civilisation et ses progrès sont les seules causes des affections mentales. Ce serait une chimère enfin si elle n'emportait point impérieusement avec elle l'idée des plus hautes capacités entièrement libres des maladies qui les limitent, qui les détruisent, qui les étouffent, qui les paralysent jusque dans la postérité individuelle.

Ainsi nul doute que plus les lumières se pro-

pageront, en d'autres termes, plus elles pénétre-
ront dans les classes inférieures des Sociétés ; enfin
plus elles seront grandes et générales, plus nous
nous rapprocherons de la perfectibilité morale,
moins l'intelligence de l'homme sera sujette à ces
maladies, qui détruisent cette supériorité qui le
caractérise ; et de même que l'aptitude à la Folie est
une faculté héréditaire, de même celle à l'instruction le sera aussi.

Tel est en effet le seul moyen d'expliquer la civilisation progressive, non-seulement chez l'homme,
mais encore chez les animaux (1), et l'on ne pourra
totalement détruire la première chez les peuples et
dans les familles qu'en favorisant considérablement
la seconde. C'est, en un mot, une grande famille
affectée d'une débilité mentale héréditaire que l'on
guérit par des moyens gymnastiques spéciaux ; et
puisque la perfection morale de l'homme n'est certainement point une chimère comme celle des al-
chimistes, elle ne saurait jamais exister avec des maladies entièrement opposées à cette manière d'être.

Si notre doctrine était fausse, on ne saurait d'ailleurs comment expliquer pourquoi, avec les progrès
immenses de toutes les sciences, non - seulement
depuis les Grecs, mais même depuis soixante ans,
toutes les nations civilisées n'ont point cessé de
l'être, c'est-à-dire qu'elles ne sont point entièrement
peuplées de Fous. Enfin, comme le dit Montes-

------

(1) Pierquin , *Traité historique , pratique et médico-légal de la
Folie dans les animaux inférieurs à l'homme* , etc.

quieu, qui, soit dit en passant encore, avait la phy-
sionomie d'un idiot : « Si le contraire était vrai,
les hommes seraient à présent pires que des ours. »
(Pensées diverses.)

Sans doute l'Arithmétique générale doit aussi
faire mention de l'âge des Fous et des Criminels ;
mais nous ne pouvons nous empêcher de dire encore que toutes ces Tables dressées jusqu'à présent
ne méritent aucune confiance. Comment en effet
pourrait-on se baser sur ce nouveau produit, lorsqu'au lieu de constater fidèlement l'âge auquel
éclata la Folie, on se borne à formuler celui des
malades au moment de l'observation première, ou
un terme approximatif? Incontestablement ce résultat n'est d'aucune importance, d'aucune utilité,
et ne peut que donner lieu à de funestes erreurs dans
des sujets aussi peu cultivés que la Folie et la Statistique.

Les recherches à faire sur l'âge des Aliénés
et des Criminels ne sont d'aucun intérêt ; ce qu'il
importe de constater c'est l'âge réel auquel la Folie
s'est développée : alors on saura positivement quelles sont les Vésanies propres à chaque époque de la
vie, quels sont les Crimes et même les Délits, dont
nous n'avons pas cru devoir faire mention afin de
simplifier notre théorie, qui souillent chaque âge et
de préférence : alors on saura positivement quelles
sont les Vésanies et les Crimes pour ainsi dire ex-
clusifs à tel ou tel âge. Il est encore une autre observation très-délicate à utiliser et qu'il ne faut
jamais rejeter : c'est que dans la plupart des cas

la Folie est presque toujours de long-temps antérieure au jour où elle se montra dans toute sa nu-
dité; et puisque, pour le médecin, elle existe dès les
premiers symptômes, c'est évidemment de cette
époque qu'elle doit figurer aussi dans les résultats
arithmétiques.

Il y a encore un autre vice dans tous les Tableaux
de ce genre : c'est que dans ces recherches mathé-
matiques on ne donne jamais rien de positif, on y
laisse trop de vague. Sans doute il faut admettre
des divisions ; on peut classer les Aliénés de cinq
en cinq années ou de dix en dix années ; mais jamais la raison ne se soumettra à regarder comme
un renseignement utile celui où l'on dit, par exemple, avant 20 ans, tant; après 60, tant. Il faut suivre encore la même marche, diviser toujours de
cinq en cinq ou de dix en dix, mais ne jamais
entremêler ces deux modes d'opération. Alors seulement on aura un chiffre qui prouvera ; alors seulement on aura un résultat utile, on connaîtra réellement quelle est la proportion de la Folie pour
chaque âge. Nous accuserons franchement de tous
ces défauts le Tableau suivant, rédigé par M. Esquirol, et nous y adapterons un résultat analogue
pour les Crimes.

Tableau relatif aux âges des Fous et des Criminels.

AGES.	PARIS.		TOTAL.	NORVÉGE.		TOTAL.	ACCUSÉS CRIMINELS EN		
	Homm.	Femm.		Homm.	Femm.		1827	1828	1829
Avant 20 ans......	436	348	784	188	141	329	1,158	1,321	1,343
De 20 à 25	624	563	1,187	101	83	184	1,093	1,168	1,183
De 25 à 30	635	727	1,362	97	88	185	1,295	1,405	1,277
De 30 à 40 ...·..	1,441	1,607	3,048	214	173	387	1,631	1,687	1,874
De 40 à 50	1,298	1,479	2,777	150	155	305	606	990	1,024
De 50 à 60	847	954	1,801	128	115	243	454	449	435
De 60 et au-dessus	875	1,035	1,910	117	140	257	284	276	395
Totaux.....	6,156	6,713	12,869	995	895	1,890	6,521	7,296	7,131

Nous commencerons par faire observer d'abord que ce n'est pas du tout un Tableau des époques de la vie auxquelles on observe réellement la première explosion de la Folie. C'est tout simplement un re-

levé qui constate que les Fous des âges antérieurs
ont échappé aux lois communes de la mortalité,
soit naturelle, soit accidentelle; qu'ils ont dès lors
poussé plus loin leur existence ou à la faveur des lois
de cette même mortalité, ou de cette condition con-
servatrice de la nature qui les protège contre toute
autre affection pathologique, et malgré le cours de
leur maladie, circonstance que l'histoire des ano-
malies de la pathologie présente et explique si souvent. Tel qu'il est, il sert parfaitement à prouver, du
reste, que plus la Folie est ancienne, moins elle
offre de chances de guérison. Voilà pourquoi le plus
grand nombre d'Aliénés, composé de tous ceux des
âges précédens, se réunit entre trente et cinquante,
c'est-à-dire aux époques de la vie que la nature dé-
cime le moins. C'est donc en quelque sorte un véritable tableau du pronostic de la Folie. On y voit
enfin, je le répète, d'une manière évidente que les
chances de curabilité suivent une marche opposée à
celle de la probabilité de la vie, c'est-à-dire qu'elles
diminuent selon les lois de la mortalité (1) et à mesure que l'on s'éloigne de l'âge réel de l'explosion
première. Elle diminue sans doute aussi beaucoup
après cinquante ans, parce que tel est encore le résultat inévitable de la maladie elle-même et des
chances naturelles de mortalité affectées à chaque
âge.

Ainsi, par exemple, jusqu'à trois ans la vie est
chancelante et résiste difficilement aux atteintes

---

(1) Mankings, Statistica Medica, etc.

désorganisatrices de la Folie et des maux physiques. Les Aliénés de cet âge ont donc des chances nombreuses de mort. Dans les trois années suivantes la vie paraît s'assurer, mais à l'âge de dix ans la moitié des enfans, nés en même temps, n'existe plus. Le nombre des Fous de cette époque doit donc suivre la même proportion décroissante. Ainsi lorsqu'on trouve 784 Aliénés au-dessous de vingt ans à Paris, 329 en Norwége, et 3,822 individus prévenus de Crimes capitaux dans trois années en France, il est plus que probable que d'après les lois de mortalité un nombre égal au moins a dû mourir. Si cette supposition est exacte, le nombre des Aliénés et des Criminels, âgés de moins de vingt ans, serait donc réellement pour les premiers de 1,568, et pour les seconds de 7,644. Ces nombres seraient évidemment bien supérieurs à ceux des années suivantes, ce qui doit être en effet puisque l'époque de la plus large ignorance dans la vie est évidemment celle où ni l'expérience ni l'instruction n'ont encore pu agrandir l'intelligence, tandis que les impulsions organiques sont fortes, véhémentes et que la raison lutte à peine contre elles. Parvenu à la puberté, les chances de vie ne font que décroître d'une manière de plus en plus sensible, pour l'espèce entière, mais les Aliénés jouissent ici d'un privilége depuis long-temps constaté en médecine-pratique, et qui n'en est pas moins extraordinaire; c'est que contre la règle générale, leur vie, soustraite aux causes dévastatrices innombrables de la population dont l'esprit est sain, suit un ordre inverse dans les probabilités. Chaque année les chances de mort diminuent, d'abord en vertu de leur affection et ensuite en vertu du privilége qu'ils ont d'échapper même aux maladies contagieuses.

Ces assertions, que nous pourrions multiplier encore, sont tellement justes que les femmes ne subissent pas non plus d'une manière égale cette loi de la mortalité, et que ce privilége ordinairement ne les abandonne pas non plus dans les maladies dont leur intelligence est souillée. Ainsi lorsque les femmes paraissent donner un chiffre supérieur à celui des hommes, dans l'Arithmétique de la Folie, on ne peut raisonnablement en conclure qu'une chose, c'est que la mortalité a été moindre chez elles que chez les hommes. Cette explication est si juste qu'elles forment encore la moindre partie des Criminels, puisqu'elles ne sont que 4,140 pour 17,558 hommes, d'après les relevés faites en France, pendant les années 1827, 1828 et 1829. Nul doute donc qu'en général les femmes sont beaucoup moins sujettes à la Folie que les hommes, et par conséquent aux Crimes.

Le relevé des Fous de l'Italie a prouvé encore cette vérité, puisqu'on y trouve 1,097 femmes pour 1,365 hommes : ainsi, lorsque le nombre de Folles paraîtra supérieur, il faudra en chercher la cause dans cette loi constante de décroissement de la vie et du nombre d'individus, qui leur est presque inconnu, pour des causes dont nous ne devons point parler, et que dévoilent chaque jour la physiologie, la pathologie et l'hygiène.

Abandonnons ces réflexions, que nous pourrions pousser beaucoup plus loin, et demandons maintenant au lecteur de bonne foi de quelle utilité peut être le résultat obtenu par les Morœgraphes. Ne déguise-t-il point une partie de la vérité, au lieu de la montrer tout entière, en supposant toutefois qu'il serve effectivement à désigner la quotité réelle de la Folie relativement à chaque âge? Il indique bien sans doute quelle serait, dans cette opinion, la proportion de la Folie entre 20 et 60; mais avant, mais après ces deux termes, ne nous laisse-t-il pas privés de toute notion? Si c'est définitivement un parti pris que de nier l'existence de la Folie avant la puberté; si l'on ne veut pas se laisser démontrer que les chances de Folie diminuent en proportion de la vie et de l'intelligence, on conçoit facilement pourquoi l'on a donné ces deux résultats en masse, au lieu de commencer par o, quoique les Morœcées n'eussent fourni aucun chiffre pour les époques antérieures à la dixième année; pourquoi enfin on ne les a pas clairement notés; pourquoi on a compté par deux lustres, après avoir compté par un; et en admettant toujours que ce Tableau puisse être utile, n'était-il donc pas plus naturel de représenter toutes ces données ainsi?

AGES.	PARIS.		TOTAUX.	NORWÉGE.		TOTAUX.
	Homm.	Femm.		Homm.	Femm.	
De 10 à 20....	436	348	784	188	141	329
De 20 à 30....	1,259	1,290	2,549	327	198	369
De 30 à 40....	1,441	1,607	3,048	214	214	387
De 40 à 50....	2,298	1,479	3,777	150	155	305
De 50 à 60.:..	847	954	1,801	128	115	243
De 60 et au-dess	875	1,035	1,910	117	140	257
Totaux...	7,156	6,713	13,869	1,124	963	2,087

Nous aurions encore d'autres observations à faire
sur ce résultat: d'abord c'est qu'à part l'inconvénient
général de faire des échelles semblables d'après
deux fractions de population (la Norwége et Paris),
composées même des élémens de diverses autres
fractions, dans un temps donné et pas même sur la
masse totale des Aliénés, mais seulement sur celle
de quelques Morœcées, où le mouvement est si dés-
ordonné, si changeant, si précipité, on n'obtient
même point une vérité. Il est bien probable ensuite
que le chiffre des Aliénés de 50 à 60 est exact, parce
que les malades de cette classe n'offrant plus d'espoir
de guérison, se trouvent inévitablement dans les Morœcées, du moins en grande partie, et que la même
raison y accumule encore et presque exclusivement
ceux de 30 à 50; mais il n'en est certainement pas
ainsi pour celui qui regarde les Aliénés âgés de
moins de vingt ans. Ceux-ci sont très-rarement
dans les Morœcées publics ou particuliers, parce

que la tendresse des familles, l'espoir, peut-être fondé, mais toujours inévitable, d'une guérison prochaine, sont autant de causes puissantes qui s'opposent à ce que ces jeunes malades soient abandonnés dans les hôpitaux, et je ne serais pas éloigné de croire que le nombre porté dans le tableau ne représente même pas le tiers de la vérité, ce qui, déduction faite aussi des chances de mortalité, porterait le chiffre de cette classe beaucoup plus haut que nous ne l'avons dit (1904). L'époque de l'ignorance naturelle des hommes et des sociétés serait évidemment encore celle du plus grand nombre de Fous.

Il en est à peu près des enfans comme des peuples à l'état sauvage : leur état mental habituel est presqu'une Folie : la raison les éclaire peu et les convainc rarement; leurs désirs sont impétueux, presque tous leurs sens ont des appétences qu'ils ne savent pas dompter, leur instinct est de détruire, leur volonté ne cède que devant la force ou la crainte, leur amour est nul, leur reconnaissance moindre encore, etc. Quoi qu'il en soit, en admettant encore la justesse de ces deux observations, en admettant surtout une manière plus précise, plus régulière de procéder, nul doute qu'il sera facilement demontré que les chances de Folie diminuent en proportion de l'éloignement du berceau de la vie. Tous les vices enfin reprochés à ce Tableau font qu'au besoin nous lui préférerions encore le suivant.

HOSPICE DE LA VIEILLESSE.

Tableau des Aliénés par âge en 1822, 1823 et 1824.

AGE DES ALIÉNÉS.	Homm.	Femm.	TOTAL.
De 10 à 19 ans.	78	62	140
De 20 à 29	198	267	465
De 30 à 39	248	324	572
De 40 à 49	231	290	521
De 50 à 59	132	218	350
De 60 à 69	119	146	265
De 70 à 79	76	111	187
De 80 à 89	7	4	11
De 90 à 99	»	»	»
Totaux	1089	1402	2511

Dans ce Tableau du moins la progression ne varie pas : un âge ou plutôt les Aliénés d'une année ne sauraient empiéter sur ceux de la suivante. Les malades y entrent du moins en ligne, depuis l'âge de dix ans, ce qui, nous devons le faire observer, semblerait faire préjuger encore que la Folie ne paraît jamais antérieurement, si l'on ne se rappelait toutefois que c'est le produit d'un Morœcée public, ce qui serait d'ailleurs incontestablement faux (1). Si, comme nous ne pouvons plus en douter, la Folie est d'autant plus rare que l'intelligence est plus développée, l'enfance

---

(1) Pierquin, de la Folie antérieurement à l'âge de raison (puberté).

de l'homme comme celle des sociétés est évidemment l'époque la plus fertile en maladies mentales de diverses natures, et celles-ci diminuent constamment à mesure que l'intelligence s'agrandit ou se perfectionne, que la civilisation avance et se propage, à mesure que l'on s'éloigne enfin de l'époque où l'on ignore tout, où les heures s'écoulent à apprendre, où les richesses intellectuelles s'acquièrent péniblement et presque toujours avec des chagrins, des douleurs, d'autant plus remarquables, qu'ils sont les premiers et qu'ils frappent au milieu des preuves les plus multipliées de l'amour le plus profond et de l'intérêt le plus vif. Ainsi l'on peut regarder comme une vérité que, quoique les Fous soient numériquement plus nombreux, la Folie n'en est pas moins plus rare à mesure que l'intelligence croît et se développe. Ainsi, règle générale, Folie fréquente et presque inhérente à la nature de l'enfance ou de l'ignorance des hommes et des sociétés, et par suite Criminels et Fous plus nombreux dans les âges subséquens. Appliquons maintenant aux lumières des peuples ce que nous avons dit jusqu'à présent de celles des âges et des hommes.

NOMS DES PAYS.	POPULATION.	NOMBRE de journaux.	RAPPORT des fous à la population.
0	»	0	»
Sauvages...............	»	»	960 : 1,000
Paris..................	890,000	200	1 : 1,022
Lyon..................	146,000	13	1 : 900
Marseille.............	116,000	6	1 : 1,050
Londres..............	1,275,000	97	1 : 1,165
Dublin..............	227,000	28	1 : 1,000
Edimbourg............	138,000	18	1 : 1,000
Glascow.............	147,000	14	1 : 600
Manchester...........	134,000	12	»
Birmingham..........	107,000	9	»
Liverpool............	119,000	9	»
Genève..............	25,000	4	»
Montpellier...........	30,000	2	1 : 500
Vienne...............	300,000	24	»
Milan................	151,000	9	1 : 272
Prusse...............	12,644,000	288	»
Amsterdam...........	201,000	35	1 : 900
Bruxelles............	100,000	33	1 · 1,000
Anvers..............	66,000	6	1 : 800
Suéde et Norwège......	3,866,000	82	1 : 551
Danemarck...........	1,950,000	80	1 : 600
Espagne.............	13,000,000	12	1 : 300
Portugal.............	3,530,000	17	1 : 200
Sardaigne............	4,300,000	8	1 : 400
Deux-Siciles.........	4,600,000	3	1 : 400
Rome...............	150,000	3	1 : 950
Pétersbourg..........	370,000	29	1 : 750
Varsovie.............	126,000	13	»
Moscow.............	250,000	17	»
Grèce...............	1,100,000	3	»
New-York...........	169,000	30	1 : 720
Colombie............	300,000	20	»
Santa-Fé.............	30,000	4	»
Mexico..............	180,000	7	»
Brésil...............	5,000,000	8	»
Rio.................	140,000	3	»
Haïti................	950,000	5	»
Calcutta.............	500,000	9	»
Surate..............	450,000	1	»
Pékin...............	1,300,000	1	»
Batavia.............	46,000	2	»
Lacmeston...........	2,000	1	»
Afrique.............	60,000,000	12	»
Caire...............	260,000	1	»
Turquie.............	»	4	1 : 900
Bordeaux............	»	»	»

Nous regrettons beaucoup de ne pouvoir compléter ce Tableau ; mais, pour qu'on puisse appliquer partout notre donnée sur l'Arithmétique et les causes de la Folie, il suffira d'avoir développé cette idée : l'avenir se chargera d'en remplir les nombreuses lacunes.

Quoi qu'il en soit, l'essai que nous venons de donner prouve incontestablement ce que tout le monde savait, mais ce que personne n'appliquait à l'étude de la Morœgraphie, que les sociétés, comme les hommes, ont un degré déterminé d'intelligence. Pour les unes c'est la civilisation, pour les autres l'instruction, et la proportion de la Folie augmente tellement en raison directe de l'ignorance générale que celle-ci est bien plus nombreuse dans les contrées où l'idiotisme est plus fréquent. Le Tableau suivant des maladies intellectuelles, dressé d'après les recherches du docteur Holst, sur les aliénés de la Norwége, en est déjà une preuve.

DÉNOMINATIONS.	HOMMES.	FEMMES.	TOTAL.
Manie.........	270	242	512
Monomanie....	198	178	376
Idiotie........	369	311	1021
Démence......	168	173	
TOTAL.	1,005	904	1,909

L'on voit que le nombre des Idiots, des Imbécilles, des Démencés, dépasse, même considérablement, le chiffre des Maniaques et des Monomaniaques, tandis que ces derniers malades sont d'autant moins communs que l'ignorance générale est moindre, et que dès lors les moyens universels de communication et d'instruction sont plus répandus.

Sous ce rapport l'Amérique est plus heureuse que la vieille Europe, car les lumières s'y propagent avec la rapidité de celle qui émane du foyer éternel : ainsi, en Europe, le rapport des journaux à la population est de 1 : 106 mille, tandis qu'en Amérique il était déjà en 1827 de 1 : 40,000. En suivant ce rapport de l'instruction générale à la population dans d'autres contrées, nous trouvons qu'en Asie il est de 1 : 14,000,000, et en Afrique de 1 : 5,000,000, ainsi que le montre le tableau suivant :

PARTIES du monde.	POPULATION.	JOURNAUX.
Europe....	227,700,000	2,142
Amérique..	39,300,000	978
Asie.......	390,000,000	27
Afrique....	60,000,000	12
Océanie....	20,000,000	9
Total....	737,000,000	3,168

On voit avec quelle rareté s'opère, je ne dirai pas la diffusion des lumières, mais leur distribution; combien les organes les plus prompts des diverses relations, des divers intérêts, sont peu nombreux comparativement à la masse totale des habitans du globe : à coup sûr l'on peut dire, d'après cela, que la Folie sera bien près de disparaître entièrement de toutes les populations, lorsque celles-ci compteront un journal par vingt mille habitans(1).

Les progrès de la Civilisation ont lieu comme ceux de l'instruction, selon l'âge des hommes ou des peuples, et d'après une loi irrésistible; aussi tout ce qui tendrait à s'opposer à ce cours naturel des intelligences créées amènerait des troubles, mais ne l'arrêterait pas : l'une ou l'autre nature de l'homme en sera frappée, mais sa volonté subsistera. L'instinct moral ne peut être dompté, l'on peut le comprimer; mais, comme ces corps qui se replient sur eux-mêmes, il s'élancerait après d'une manière plus impétueuse. Ainsi l'on retarde sa marche, on ne fait qu'éloigner le but, et tôt ou tard l'homme ou les hommes finissent par l'atteindre : c'est là que se trouvent la paix, l'harmonie, l'indépendance, le bonheur et les lumières des peuples.

Nous ne saurions trop le répéter, il ne faut pas considérer les hommes isolément; il faut les voir en masse, dans toutes leurs forces, appliquer à ces derniers l'observation des premiers, ne voir dans une nation qu'une collection d'individus, dont chaque être est lui-même une collection des facultés qui distinguent les masses. Nulle puissance n'a le droit d'arracher ni un penchant ni une faculté de chacune de ces intelligences créées; on

---

(1) Sur l'Influence intellectuelle des journaux. Voy. Lady Morgan. La France en 1829-30, t. II, p. 145 et seqq., 163 et seqq., etc.

ne peut que les régulariser, les soumettre à une co-ordination favorable aux masses et par conséquent à lui-même, car son bonheur résulte de sa sociabilité et des lois de l'association. Pour perfectionner les rouages sociaux, il faut connaître les facultés de chaque individu, parce que les masses ne sont qu'une agglomération des facultés de l'ame et de l'esprit : de là naîtront des relations obligées et par conséquent une émission journalière d'idées favorables au perfectionnement de l'espèce. C'est donc dans la physiologie de l'homme qu'il faut chercher la politique des états. Mais abandonnons ces hautes idées, qui ne peuvent être que le dernier résultat de ce que nous cherchons à prouver.

Proclamons d'abord comme une vérité désormais incontestable, que les hommes, de même que les sociétés, seront d'autant moins sujets aux Crimes et à la Folie, qu'ils s'approcheront davantage de leur apogée moral. Ainsi le plus haut degré possible d'instruction et de civilisation exclut également la Folie. C'est ainsi que de toutes les nations, la plus civilisée n'offre qu'un Aliéné entre 1200 ou 1500 habitans et que ce nombre diminuera encore sous l'influence du gouvernement actuel, lorsque l'instruction primaire aura répandu des flots de lumière dans les coins les plus reculés du Royaume. Nous verrons bientôt alors si la vie intellectuelle des nations n'est pas exactement comme celle des hommes, et si définitivement la Folie ne diminue point en raison directe des progrès de l'une et de l'autre. En un mot les chances de Crime et de Folie disparaissent, pour les sociétés, à mesure qu'elles avancent vers la perfectibilité humaine, et pour les hommes à mesure qu'ils s'éloignent de l'ignorance et qu'ils s'approchent d'une plus grande somme de science, en rapport avec leur aptitude, leurs capacités, c'est-à-dire à mesure que l'expérience de la vie augmente les richesses intellectuelles. Opinion entièrement opposée à celle de MM. Pinel, Esquirol, Foville, etc., puisque ces médecins célèbres ont dit expressément le contraire.

Le second de ces auteurs a dit que la quantité d'Aliénés est numériquement plus considérable de trente à quarante ans, ce qui certainement ne veut point dire que cette époque de la vie soit celle que frappe de préférence la Folie ; mais ce qui, dans notre opinion, démontre parfaitement que les fous des âges antérieurs, qui survivent aux atteintes, aux résultats de leurs maladies, sont plus considérables, précisément par la raison que nous en avons donnée plus haut, puisque la Folie est, en quelque sorte aussi, un brevet de longévité (1).

M. le docteur Esquirol a encore regardé comme un résultat de ses Recherches Statistiques que, dès l'âge de quarante ans, le nombre des aliénés diminue, et qu'il devient moindre encore après cinquante ans. Cette assertion est naturelle ; elle est la conséquence du point de départ ; la Folie suit bien cette progression décroissante, mais c'est de

______

(1) Dictionnaire de Médecine et de Chirurgie pratiques, tom. 1, pag. 528 et seqq., etc.

beaucoup plus haut qu'il faut en faire remonter l'origine ; et si, à ces époques , elle est moins commune , il ne faut pas seulement en rechercher la raison dans la probabilité de mortalité pour chaque âge (1), mais encore dans les pertes nombreuses qu'amène inévitablement la marche même des affections mentales, et dont le Tableau suivant donnerait la proportion réelle , s'il indiquait les époques de la vie et la durée de la maladie : du reste , le même chiffre s'obtient à peu de chose près dans les Bagnes.

Table de Mortalité des Fous.

NOMS des ORSERVATEURS.	Date de l'observation.	Rapport de la mortalité.	OBSERVATIONS.
Raymond	1749	1 : 14.	M. Esquirol n'affecte
Tenon...........	1786	1 : 11.	le calcul ci-joint qu'à la
Pinel...........	1800	1 : 23.	manie. Quant à la mono-
Esquirol.	1812	1 : 25	manie , il pense que la
Hospices de Paris.	182..	1 : 8.	mortalité est de 1 : 16 , et
Foville	1829	1 : 23	pour la démence de 1 : 3.

En comparant ses Recherches Statistiques à celles recueillies en Norwége , par exemple , M. Esquirol a vu que le nombre total des Enfans atteints de Folie est au nombre total des Aliénés de 1 : 14 pour Paris, où les enfans sont très-intelligens,

---

(1) Mankings, *Statistica Medica,* etc., ou probabilités de la vie humaine dans les différens pays, et motifs qui la déterminent, in-12 , 1831.

tandis qu'il est de 1 : 6 pour ceux de la Norwége, qui le sont beaucoup moins, où les Idiots sont très-communs et les lumières très-peu répandues.

D'après cette théorie, si toutefois l'expérience générale en démontre la vérité, pour trouver le nombre probable des Criminels et des Aliénés d'un État, le Morœgraphe instruit n'a besoin que de connaître exactement le nombre total des Idiots et des Démencés, ou bien l'état réel de l'instruction générale. C'est ainsi qu'en Norwége les Idiots sont pour un tiers dans le nombre absolu des Aliénés. Si l'on y ajoute à présent celui des Démencés, ces maladies asthéniques de l'intelligence feront plus des deux tiers des affections mentales, puisque leur chiffre s'élèvera à 1,021, tandis que celui des Maniaques et des Monomaniaques ne sera que de 1,388, somme absolue hors de toute proportion et surtout de toute explication, si l'on n'admet pas notre doctrine, notre théorie de la Folie et de son Arithmétique.

Si nous jetons les yeux sur d'autres contrées du Globe, nous obtenons encore les mêmes résultats : ainsi l'Écosse et la principauté de Galles offrent un nombre incroyable d'Idiots et de Démencés : le chiffre des premiers s'élève à plus de la moitié du nombre total des Insensés, et l'on peut raisonnablement présumer que les derniers y sont au moins pour un quart, ce qui porte ces deux modifications pathologiques de l'intelligence aux trois quarts au moins de la somme absolue des Aliénés. Ainsi, tandis que les Fous sont à la population dans les rapports de 3 : 652 , les accusés y sont dans ceux de 1 : 5093 ; les Fous comme les Criminels sont donc en plus grand nombre en Écosse qu'en Angleterre, tandis qu'à Paris, à New-York , etc. les Idiots deviennent de jour en jour plus rares.

Quelques Morœgraphes ont encore voulu trouver la cause des modifications intellectuelles dans les accidens géologiques des contrées ; mais l'étude de la Statistique Générale prouve bientôt que c'est évidemment une autre erreur, puisque les contrées similaires offrent des résultats moraux entièrement opposés. La cause en est donc incontestablement dans le plus ou moins de lumières locales, et non dans le degré de mollesse ou de dureté du sol. Sans doute il y a des montagnes en Norwége , mais pourquoi le nombre des Idiots, des Démencés, et par conséquent des Fous et des Criminels, est-il bien plus élevé dans la première que dans la seconde? Les rapports fréquens des Écossais avec les Anglais ne l'expliquent-ils pas? On a dit que dans les montagnes il y avait plus d'Idiots que dans les plaines : c'est encore une erreur. La Moldavie et la Valachie sont dépourvues de montagnes et les Crétins y sont communs. Rien n'est moins rare que d'en rencontrer dans les contrées agricoles des plaines, surtout en dehors des villes , car toute agglomération d'hommes suppose des rapports journaliers et par conséquent une propice activité de l'intelligence. Il n'y a pas sous le ciel de conditions géologiques opposées à l'esprit, et l'antre le plus obscur peut donner naissance à un génie, s'il trouve moyen de se former : Hésiode, Anacharsis et Pindare naquirent en Bœotie.

Si l'on réfléchit que nous avons insisté sur deux exemples opposés, l'un placé sur le confin des terres habitables et de la civilisation , l'autre au contraire, centre et foyer des lumières universelles , on n'aura point de doutes sur la réalité d'une doctrine aussi consolante pour l'humanité que glorieuse pour le Souverain-Être.

Toutefois nous n'aurions peut-être point émis encore notre opinion si nous n'avions remarqué une tendance générale, bien louable sans doute, à faire des *Statistiques de la Folie,* jointe partout à un vice dangereux dans la manière d'y procéder. Puissent enfin tous ceux qui travailleront à de semblables travaux abandonner cette route fausse et construite sur le plan que nous venons de tracer. Le résultat nécessaire de cette marche sera l'affermissement et la preuve de la doctrine elle-même de la perfectibilité indéfinie. On sera bientôt convaincu que les progrès des lumières ne menacent point d'aveugler tout le monde, que la plus grande somme possible d'intelligence n'est ni l'Idiotisme, ni la Folie, ni la plus grande Criminalité, et qu'au contraire l'unique moyen de délivrer les facultés morales de ces maladies affreuses est précisément de les rendre plus complètes, plus parfaites. En un mot nous serons trop heureux si nous parvenons à rappeler les Morœgraphes sur le véritable terrain de l'observation, en les arrachant aux innombrables dangers d'une voie qui jusqu'à présent n'a rien produit pour la Science ni pour l'Humanité.

De ces recherches arithmétiques résultent du moins quelques vérités du plus haut intérêt :

1° Les Crimes sont toujours par rapport aux populations dans une proportion en rapport avec celle de la Folie.

2° Pour l'homme comme pour la société, la Folie diminue à proportion qu'on s'éloigne de l'ignorance des premiers âges.

3° Dans tous les cas le véritable degré de l'ignorance générale servira parfaitement à déterminer, même *à priori*, le nombre de Fous, et par conséquent celui des Crimes dans chaque État, dans chaque Province.

4° La Nation où l'on compte le plus d'Idiots, d'Imbécilles, de Démencés, est également celle où la justice a le plus de Crimes à prévenir.

5° Le seul moyen d'empêcher que les Populations soient à la fois souillées par l'Idiotisme, l'Imbécillité, la Démence, la Folie et les Crimes, est évidemment de répandre l'instruction jusque dans les classes les plus inférieures.

6° Le Gouvernement actuel de la France, s'il est fidèle à toutes ses promesses, est le seul qui puisse à la fois détruire en France, jusqu'à un certain point, la Folie et les Crimes, puisqu'il tend évidemment à dissiper l'ignorance et à relever la dignité de chaque homme.

7° J. Bentham a longuement cherché à prévenir

les Crimes par des moyens légaux; il est douteux que ces moyens mis en action produisissent ce résultat. Tout fait espérer qu'en allant chercher les dispositions législatives dans l'étude de l'homme physique ou moral, on y parviendra plus sûrement et plus facilement.

Imprimerie d'Everat, rue du Cadran, n° 16.